COMMUNICATIONS

FAITES

A LA SOCIÉTÉ IMPÉRIALE DE CHIRURGIE DE PARIS

DANS L'ANNÉE 1867

par

Le Docteur VANZETTI

PROFESSEUR DE CLINIQUE CHIRURGICALE A L'UNIVERSITÉ DE PADOUE

PARIS

TYPOGRAPHIE A.-E. ROCHETTE ET Cie

72-80, Boulevard Montparnasse, 72-80

1868

COMMUNICATIONS

FAITES

A LA SOCIÉTÉ IMPÉRIALE DE CHIRURGIE DE PARIS

DANS L'ANNÉE 1867

COMMUNICATIONS

A LA SOCIÉTÉ IMPÉRIALE DE CHIRURGIE DE PARIS

DANS L'ANNÉE 1867

par

Le Docteur VANZETTI

PROFESSEUR DE CLINIQUE CHIRURGICALE A L'UNIVERSITÉ DE PADOUE

PARIS

TYPOGRAPHIE A.-E. ROCHETTE ET Cie

72-80, Boulevard Montparnasse, 72-80

1868

INDEX

ANÉVRYSMES

SOCIÉTÉ DE CHIRURGIE

SÉANCE DU 14 OCTOBRE 1867

ANÉVRYSMES

Messieurs,

Je ne viens pas seulement aujourd'hui pour satisfaire aux sentiments d'estime et de respect que je porte à la Société, lui présenter, comme j'ai eu l'honneur de le faire plusieurs fois depuis l'année 1857, quelques observations de ma pratique chirurgicale ; mais je viens surtout, animé d'une profonde reconnaissance envers vous, Messieurs, vous remercier pour l'insigne honneur que vous avez daigné me faire l'année dernière, en me conférant, à la place de l'illustre Valentin Mott, le titre de membre associé étranger de cette Société, qui occupe la première place dans la chirurgie moderne.

Aussi, en prenant la parole, je ne trouve pas les expressions capables de rendre ce que mon cœur éprouve de satisfaction et de fierté. C'est un motif de plus pour moi, de chercher à me rendre digne du titre honorifique que vous m'avez conféré, en contribuant de mon mieux aux si utiles et si importants travaux de la Société.

Cette année donc, Messieurs, j'ai pensé à vous communiquer non-seulement des observations relatives au traitement des anévrysmes : mais je me suis fait un devoir d'en recueillir d'autres, et j'ai étendu ce choix à des affections chirurgicales qui, par leur rareté ou leur importance spéciale, m'ont paru pouvoir vous intéresser en méritant d'être portées à votre connaissance.

Ne voulant point abuser de votre bienveillante attention, ni accaparer une trop grande partie de cette séance, au détriment d'autres Collègues, je me bornerai à ne vous communiquer aujourd'hui que cinq observations d'anévrysmes, me réservant, dans nos plus prochaines réunions, de vous faire connaître : 1° trois observations, où la compression digitale a été employée avec succès pour diverses maladies, autres que des anévrysmes, à l'occasion desquelles j'appellerai tout particulièrement l'attention et la critique de la Société ; 2° trois observations d'ovariotomie ; 3° deux cas de résection du genou ; 4° un cas d'excision du nerf lingual ; 5° l'observation d'un scrotum farci de concrétions calcaires ; 6° enfin, une observation de molluscum.

Parmi les observations d'anévrysmes, que je vais vous faire connaître, la quatrième et la cinquième seulement ont été recueillies à ma clinique. La première m'a été communiquée par le Dr Vecelli, anciennement mon interne, aujourd'hui chirurgien de l'hôpital de Treviso; la seconde, par le Dr Vigna, un des chirurgiens du grand hôpital de Venise; la troisième, par le Dr Franzolini, jadis un de mes meilleurs élèves, actuellement chirurgien de l'hôpital de Sacile. Je saisirai cette occasion pour remercier vivement ces honorables praticiens de leur obligeance et les féliciter de leurs succès.

ANÉVRYSME TRAUMATIQUE DE L'ARCADE PALMAIRE
ARTIFICIELLE
COMPRESSION DIGITALE
GUÉRISON EN TRENTE MINUTES

(Hôpital de Treviso. Dr VECELLI)

P... Antoine, âgé de quarante-quatre ans, paysan de la province de Treviso, fut reçu dans la division chirurgicale de l'hôpital dé cette ville, le 13 novembre 1865.

Un mois et demi auparavant, cet homme, en coupant du pain avec une serpette, se fit une blessure assez profonde et longue de deux centimètres à la paume de la main, entre les éminences thénar et hypothénar, à trois centimètres du premier pli cutané du carpe. Voyant jaillir le sang en abondance et par jet saccadé, il court tout de suite chez le médecin de la localité, qui applique immédiatement sur la blessure un tampon solide maintenu en place avec un bandage assez serré. Le cinquième jour, le pansement fut enlevé, la plaie était cicatrisée.

Au bout de douze jours, le paysan s'étant remis à ses travaux habituels, s'aperçut qu'une saillie, agitée par des battements, s'était formée au milieu de la cicatrice. Il continua cependant à se servir de sa main, quoiqu'elle fût le siége de douleurs, mais en évitant de presser sur la tumeur. Un peu plus tard, il remarqua que celle-ci avait notablement augmenté de volume; et la voyant toujours s'accroître, il eut l'idée d'y appliquer le bandage primitif, en le serrant davantage, dans l'espoir de la faire ainsi disparaître. Au bout de quatre jours, ayant enlevé le bandage, il reconnut que non-seulement la tumeur n'avait pas disparu, mais encore qu'à son sommet, il s'était formé une tache noire. Effrayé, il se rendit à l'hôpital de Treviso, où il fut reçu vers le soir.

Après avoir examiné la main malade, je n'eus pas de peine à reconnaître un anévrysme, résultant de la blessure faite à l'arcade palmaire superficielle, et portant à son sommet une petite tache ecchymotique due à la forte compression que le malade avait exercée sur la tumeur par son bandage. La tumeur présentait tous les signes classiques de l'anévrysme, était réductible, un peu pointue, et égalait environ la grosseur d'une noix.

Je pouvais disposer d'une demi-heure, j'essayai de suite la compression digitale de l'humérale. Je l'exécutai seul, sans même m'inquiéter qu'elle fût rigoureusement continue. Une demi-heure ne s'était pas écoulée, que je cessai cette compression, et examinant la tumeur, je la trouvai sans pulsations, sans souffle, et déjà solidifiée.

Très-satisfait de ce résultat, je continuai néanmoins la compression encore pendant quinze minutes, pour assurer davantage la solidification; puis, je plaçai le bras dans une simple écharpe, en ordonnant aux infirmiers de surveiller les mouvements du malade pendant son sommeil.

Après sept jours, la tumeur était devènue tout à fait solide. On permit au malade de retourner chez lui, en lui enjoignant de ne pas se servir de son bras et de revenir dans un mois.

Revenu à l'époque prescrite, on trouva la tumeur très-dure et réduite à la moitié de son volume primitif. La guérison s'est maintenue.

ANÉVRYSME DE L'ARTÈRE FÉMORALE
COMPRESSION DIGITALE
GUÉRISON EN MOINS DE DIX HEURES

(Hôpital de Venise. — Dr VIGNA.)

J.-B. P... (de Venise), maçon, âgé de 44 ans, se fait recevoir à l'hôpital de cette ville, le 17 septembre 1866, pour une tumeur qui faisait saillie au côté interne de sa cuisse droite.

Le malade est de constitution robuste ; il n'a pas eu de syphilis ; rien du côté du cœur et des gros vaisseaux. Il y a deux mois qu'il s'est aperçu de l'existence d'une tumeur à la cuisse droite qui, petite au commencement, augmenta progressivement de volume. Cette affection lui causant depuis quelques jours de la douleur et l'empêchant de travailler, le malade entre à l'hôpital.

Cette tumeur est située immédiatement au-dessus du passage de l'artère fémorale, dans l'anneau du troisième adducteur : elle fait une saillie très-visible au côté interne de la cuisse ; sa forme est ovoïde, son diamètre longitudinal est de quinze centimètres,

le transversal de neuf centimètres. On peut apercevoir à dis-
tance ses mouvements d'expansion et de retrait, qui cessent dès
que l'on comprime l'artère à l'aine : la peau qui la recouvre est
un peu rouge et chaude : le souffle anévrysmatique est très-
manifeste ; les veines du côté interne de la cuisse sont un peu
turgescentes.

Pendant deux jours on tient le malade au lit, en observation ; le troisième, on commence la compression digitale à
huit heures et demie du matin. Cette compression est exercée
sur le pubis, d'une manière complète et continue, par deux
jeunes médecins, par quatre élèves et quelques infirmiers de la
salle.

A quatre heures de l'après-midi, les pulsations de la tumeur
et le souffle étaient plus faibles; à cinq heures à peine percep-
tibles ; à six heures, ils avaient cessé complétement, pour ne
plus reparaître.

Pendant les deux premières heures, le malade éprouva à la
cuisse une sensation d'engourdissement, et des fourmillements
au pied. La couleur un peu rouge de la peau qui recouvrait la
tumeur disparut le même jour ; sa température resta pendant
quelque temps supérieure à celle du membre sain. Vingt-huit
jours après, le diamètre longitudinal de la tumeur était réduit
à six centimètres, et le diamètre transversal à cinq centimètres.

Au bout d'un mois le malade reprit ses occupations habi-
tuelles, et le 23 août 1867, je l'ai revu en parfaite santé : il
ne reste à la place de l'anévrysme qu'un noyau dur et indolent, gros comme une petite noix.

ANÉVRYSME ARTÉRIO-VEINEUX AU PLI DU BRAS
COMPRESSION DIGITALE INDIRECTE DE L'HUMÉRALE
DIRECTE DE LA VEINE BASILIQUE
GUÉRISON LE SOIXANTIÈME JOUR

(Hôpital de Sacile. — Dr Franzolini.)

J. M...., paysan, 33 ans, habitant aux environs de Sacile, a été saigné à la basilique du bras gauche, le 25 juin 1865. Pour arrêter le sang, on avait été obligé d'employer une compresse beaucoup plus épaisse qu'à l'ordinaire et de serrer le bras très-fortement. — Le 3 juillet suivant, il se fit recevoir à l'hôpital de Sacile pour des douleurs et des pulsations qu'il ressentait dans le bras.

A mon examen, j'ai trouvé au pli du coude, à l'endroit de la cicatrice de la saignée, un anévrysme artérioso-veineux, profond, saillant, ayant le volume d'une noix; il existait, très-accentués, les symptômes suivants : le susurrus pathognomonique *continu-rémittent*, cessant en comprimant la veine à l'endroit de la cicatrice; le souffle anévrysmatique *intermittent*; la cessation de tout bruit et du frémissement, aussitôt que l'on comprime l'humérale.

J'ai entrepris de suite la cure de cet anévrysme, de concert avec le Dr Fabbroni, mon collègue, par la compression digitale et simultanée de l'artère humérale et de la veine basilique d'après la méthode du professeur Vanzetti (de Padoue).

Après avoir fait la compression pendant 24 heures, nous nous adjoignîmes, en vue de la longueur présumée du traitement, le pharmacien, un infirmier, un convalescent de l'hôpital, ainsi qu'un frère, un beau-frère et un neveu du malade : ces personnes apprirent vite et convenablement à faire la compression.

Le 4 juillet, soir, après 36 heures de compression aussi continue que possible, le thrill est beaucoup moins fort, les battements et le souffle persistent au même degré.

Le 5 juillet au soir, après 60 heures de compression, le thrill a complétement cessé; les battements et le souffle continuent. — La tumeur est réduite à l'état d'*anévrysme artériel simple.*

Le 6 juillet au matin, après 64 heures de compression, mêmes symptômes. — On cesse la compression continue de l'artère, pour ne la faire, pendant plusieurs heures de la journée, qu'intermittente.

Les 7, 8, 9, 10 et 11 juillet, on fait de 6 à 8 heures de compression : les battements et le souffle continuent toujours.

Le 12 juillet, on croit sentir de nouveau un faible thrill, et l'on reprend de suite, pendant 24 heures, la double compression continue.

Le 13 juillet, le thrill a cessé de nouveau, *pour ne plus re-*

paraître : les battements et le souffle, quoique à un plus faible degré, continuent toujours.

Le 14 juillet, le malade se trouvant bien, ne souffrant pas, voyant que la compression pouvait lui être faite aussi bien chez lui, par ses parents, quitta l'hôpital.

Le 16 juillet, la tumeur a sensiblement augmenté de volume et le malade vient se faire voir à la consultation. — Ne voulant rentrer à aucun prix à l'hôpital, je l'exhorte à faire exercer la compression plus assidûment, et je me propose d'aller le voir souvent.

Malgré six à huit heures par jour de compression pratiquée par les parents du malade, l'anévrysme, le 14 août, a le volume d'un *œuf de poule*, sans présenter pourtant de symptômes très-alarmants : les téguments conservent leur aspect normal, les parois du sac sont d'une épaisseur considérable, le malade se promène avec son bras en écharpe. Il persiste à ne pas vouloir rentrer à l'hôpital et promet de se faire comprimer dorénavant l'artère pendant toute la journée.

Le 17 août, j'ai le plaisir de trouver que les battements et le souffle ont *complétement cessé*. — Je recommande au malade de se tenir tranquille et de ne faire aucun mouvement avec son bras.

Le 18 août, les battements et le souffle ont reparu malheureusement. On continue le traitement.

Le 3 septembre, la solidification de la tumeur est *complète*.

Le 3 octobre, la tumeur, désormais très-dure, est réduite au volume d'un œuf de pigeon : le malade commence à se servir de son bras, qu'il sent très-affaibli. Avant novembre, il a déjà repris les travaux des champs.

Le 14 août 1867, je saisis l'occasion de la présence ici du professeur Vanzetti pour lui montrer ce paysan. Nous sentons au pli du bras, au-dessous de la veine basilique, une tumeur grosse à peine comme un petit pois, extrêmement dure, indolente, et lorsqu'on exerce une certaine pression dessus, on fait très-bien cesser les battements artériels de la radiale.

ANÉVRYSME DE LA CAROTIDE DROITE
GUÉRI PAR LA MÉTHODE DE VALSALVA

Les annales de la chirurgie ont enregistré quelques cas, excessivement rares, il est vrai, de guérisons spontanées ou obtenues par la méthode de Valsalva, d'anévrysmes de la carotide.

J'ai moi-même eu l'occasion de voir dernièrement un individu qui avait été guéri jadis d'un anévrysme de la carotide droite par cette méthode.

Cet individu étant de passage à Padoue, s'est présenté à moi le 24 août dernier, pour me consulter sur une enflure aux jambes. L'ayant interrogé sur ses maladies antérieures, il me dit entre autres choses, qu'à l'âge de 33 ans il avait eu un anévrysme au cou et qu'heureusement il en avait guéri sans se soumettre à l'opération qu'on voulait lui faire.

Surpris de ce qu'il m'affirmait, je le priai de me donner une relation aussi exacte que possible des causes, des symptômes, des progrès de son anévrysme et des particularités de sa guérison.

La relation qu'il a bien voulu me communiquer de sa maladie est la suivante :

« Je me nomme Antoine M..... j'ai 66 ans , natif du Tyrol : mon état, pendant plus de 30 ans, a été celui de charcutier. Chaque année, je quittais ma maison pour me rendre à Ferrare au service de bon nombre de familles de cette ville.

Un jour, en déchargeant un cochon, que je portai sur la nuque, je fis avec la tête un très-grand effort pour le rejeter en arrière ; quelques jours après je fis un nouvel et semblable effort alors que je portais sur la nuque un gros billot pour hacher la viande. C'est à ces efforts que j'ai attribué l'origine de mon mal, car deux ou trois jours après, je sentis une douleur en haut du cou, du côté droit, et en y portant la main, j'y ai trouvé une tumeur du volume d'une noisette.

Je me rendis alors chez le Dr G..... (dont je servais la maison), pour le consulter. Le docteur s'effraya à là vue de cette tumeur, et s'oublia au point de me dire qu'il craignait que je ne fisse plus de saucissons pour lui. Ces paroles m'affligèrent au point qu'en le quittant je me mis à pleurer.

J'ai alors consulté le Dr Malagó, professeur de chirurgie : celui-ci me fit entrer immédiatement à sa clinique, où il eut une première consultation près de mon lit avec plusieurs autres professeurs ; puis deux autres encore, en présence des élèves, et l'on me déclara qu'il fallait me faire une opération au cou pour guérir de ma maladie, qui était un anévrysme.

Ma tumeur battait visiblement, elle était déjà grande comme

un œuf de poule, me causait des élancements très-douloureux à la tête et à l'oreille, qui m'empêchaient de dormir ; j'éprouvais souvent des vertiges et mal au cœur. Cependant je n'ai pas consenti à me faire opérer ; et, après trois semaines de séjour à la clinique, je partis de Ferrare pour retourner chez moi, à Balbeno, en Tyrol.

En passant par Vérone, je consultai les Drs Mánzoni, Parise et Calza, qui tous confirmèrent que ma tumeur était un anévrysme. — Rentré chez moi, mon médecin, le Dr Solizzoli, me fit rester au lit continuellement pendant onze mois et m'obligea à ne manger qu'un petit pain par jour dans un peu de bouillon, et cela en trois fois. J'ai supporté avec résignation les tourments de la faim, je devins excessivement maigre (*pelle e ossa*) ; mais au bout de 9 mois ma tumeur avait cessé de battre ; elle était déjà devenue beaucoup plus petite et elle finit par disparaître complétement.

Après ma guérison, ayant repris comme auparavant mes occupations d'hiver à Ferrare, j'allai voir naturellement le professeur Malagó : il fut si surpris et si content de me voir guéri sans opération qu'il voulut que je dînasse avec lui.

Les détails de cette relation sont tels qu'on ne peut pas douter, je crois, que cet homme n'ait eu un anévrysme de la carotide, lequel se serait guéri par la méthode de Valsalva. En examinant son cou, je n'y ai trouvé aucun vestige de la tumeur : j'ai cru remarquer seulement des pulsations plus fortes à la carotide droite qu'à celle du côté opposé : la temporale battait de deux côtés également.

ANÉVRYSME DIFFUS DE LA CAROTIDE
LIGATURE DE L'ARTÈRE A LA RACINE DU COU
MORT LE SEPTIÈME JOUR

Les cas de guérison spontanée ou due à la méthode de Valsalva des anévrysmes de la carotide ne sont que des exceptions excessivement rares, sur lesquelles il serait très-dangereux de compter. Dès que l'anévrysme se manifeste, il faut essayer de le guérir par la compression digitale de la carotide, en l'exerçant, soit continue, soit intermittente, selon les circonstances, avec autant de persévérance que d'espoir de succès.

La littérature chirurgicale possède maintenant les observations de deux cas d'anévrysmes des ramifications de la carotide, nommément de l'artère ophthalmique, guéris, l'un à la Clinique oculistique de Padoue (1), l'autre à l'hôpital de Vérone (2), par la compression digitale intermittente de ce vais-

---

(1) Gioppi, *Aneurisma dell' Ottalmica, guarito colla compressione digitale carotide. Giornale d' Ottalmologia Italiano*. Torino, 1858.

(2) Vanzetti, *Secondo caso di aneurisma dell' arteria ottalmica guarito colla compressione digitale e cenni pratici intorno a questo metodo di curare gli aneurismi*. Padova. 1858.

2.

seau : elle possède en outre l'observation, encore plus intéres-
sante, publiée en 1864 par le Dr Sheppart, de Worcester (1),
d'un anévrysme de la bifurcation de la carotide droite, grand
comme un petit œuf de poule, et guéri dans l'hôpital de cette
ville au moyen de la compression digitale intermittente, exercée
par le malade lui-même.

Quoiqu'il soit admis que les anévrysmes de la carotide primitive se développent assez lentement, et qu'ils existent souvent pendant plusieurs années sans entraîner des accidents bien
graves, néanmoins, en négligeant d'entreprendre au plus tôt
la compression digitale , le malade pourrait être exposé au
danger de voir sa tumeur augmenter très-rapidement, au point
de rendre bientôt impossible, non-seulement la compression,
mais la ligature elle-même, ou d'obliger le chirurgien de faire
cette dernière à la racine du cou, région où l'artère est plus
profonde, l'opération plus difficile et beaucoup plus dangereuse.

L'observation suivante offre un exemple d'anévrysme situé à
la bifurcation dé la carotide droite, datant de *trois mois* seulement, qui, devenu rapidement diffus, avait déjà envahi presque
tout ce côté du cou, rendant ainsi la compression digitale impossible, et nous obligeant à faire la ligature du vaisseau près
de la sous-clavière.

J. G......., paysan de la province de Vicence, âgé de 60 ans,

---

(1) *Medical Times*, 19 décembre 1863. — *France Médicale*, 30 mars
1864. — *Gazetta Medica di Padova*, 1864, p. 168.

fut reçu d'urgence dans ma clinique, le 9 mai 1865, pour un anévrysme situé au côté droit du cou.

L'état dans lequel se trouvait ce malade, l'empêchait de s'exprimer d'une manière claire : voici pourtant ce que nous avons pu recueillir sur l'origine et les progrès de son mal :

Trois mois auparavant, il avait ressenti une douleur au côté droit du cou, et, y ayant porté la main, il y découvrit une tumeur animée de battements.

Le volume de la tumeur, ainsi que les douleurs augmentèrent progressivement ; ces dernières retentissaient dans l'oreille, où il sentait, disait-il, comme *des coups de marteau*. Plus tard, il survint de la raucité de la voix et une irritation pharyngienne qui l'obligeait à toussoter continuellement. Son état empirant rapidement, il fut conduit à la clinique.

A sa réception, nous trouvâmes le côté droit de son cou saillant, à cause d'une tuméfaction très-considérable, dont les pulsations étaient visibles de loin, avec bruit de râpe, isochrone aux battements artériels. Les limites de la tumeur étaient mal définies ; elle s'étendait transversalement des apophyses épineuses cervicales au larynx, qu'elle déjetait au côté opposé, et verticalement du bord inférieur de la mâchoire et du méat auditif jusqu'à un travers de doigt au-dessus de la clavicule. La température de la tumeur était supérieure à celle des autres parties du corps, la couleur des téguments un peu rosée à son sommet. Pouls 80 ; rien du côté du cœur et des gros vaisseaux ; céphalalgie intense, assoupissement continuel avec les paupières entr'ouvertes ; la pupille droite plus *étroite* que celle de gauche : intelligence intacte. — Fomentations glacées à la tête.

Le lendemain de son entrée (11 mai), le malade délire, il veut sortir de son lit : la tumeur est augmentée de volume, elle est devenue plus chaude, rouge et luisante dans sa partie la plus proéminente.

En présence d'un état si grave, nous nous décidâmes à faire la ligature de la carotide, quelque peu favorable qu'en fût le pronostic, surtout à cause de l'altération des fonctions cérébrales. L'étendue de la tumeur ne permettait aucunement de faire même un essai avec la compression digitale. L'axe longitudinal de la tumeur étant un peu oblique de haut en bas et de dedans en dehors, il restait au côté interne de la partie inférieure du sterno-cléido-mastoïdien un espace où l'on pouvait parvenir à l'artère, sans s'exposer à blesser les limites inférieures de la tumeur. L'anévrysme même ayant soulevé, dans son accroissement progressif, le sterno-mastoïdien, l'extrémité de ce muscle, à son insertion sternale, était tendue et soulevée sous forme d'un cordon saillant.

L'opération est faite le 11 mai, à 11 heures. Ayant placé sous le cou du malade un coussin cylindrique, et penché sa tête en arrière autant que le gonflement des parties le permettait, je fis une incision de cinq à six centimètres de long du bord interne du muscle sterno-mastoïdien, dépassant en bas un peu son insertion sternale, puis une autre de la même longueur le long du bord supérieur de la clavicule, comprenant la peau et le peaucier, formant ainsi un lambeau interne triangulaire.

Après avoir disséqué ce lambeau, je coupai transversalement de dehors en dedans le sterno-mastoïdien près de son insertion sternale. Ayant fait relever le lambeau de la peau et le bout in-

férieur du muscle, il se présenta une membrane celluleuse : en
la sectionnant transversalement avec prudence, je mis à découvert une grosse veine qui descendait obliquement en dehors
(probablement la jugulaire antérieure), que je coupai après l'a-
voir étreinte entre deux ligatures ; je continuai à disséquer ce
fascia celluleux pour parvenir aux muscles sterno-hyodien et
sterno-thyroïdien, qui furent coupés transversalement. Je me
trouvai alors en présence d'une seconde lame fibro-celluleuse,
l'aponévrose profonde du cou ; l'ayant coupée avec précaution,
je vis paraître alors, sous l'aspect d'un cordon blanchâtre, la
carotide, dont j'explorai les pulsations avec le bout du doigt.
J'isolai l'artère de sa gaîne dans une très-petite portion ; puis,
avec une aiguille de Cooper armée d'un double fil à ligature,
je l'introduisis sous l'artère de *dedans en dehors,* sans trop
craindre la blessure de la jugulaire qui, au côté droit du cou
et à ce niveau, s'écarte de la direction de l'artère, contraire-
ment à ce qui a lieu du côté gauche.

Le fil passé sous l'artère, elle est fortement étreinte par un
double nœud, dont un des chefs est coupé. Au moment de la
striction, j'ai eu très-nettement la sensation de rupture de la
membrane interne et moyenne du vaisseau sans remarquer
aucun phénomène cérébral sur le malade. Les bords de la
plaie furent réunis avec trois points de suture, un à la pointe
du triangle, les deux autres sur chacun des côtés de l'incision.

L'opération ne fut entravée d'aucun accident ; elle fut supportée très-bien par le malade, qui ne fut pas anesthésié. —
Fomentations glacées sur la tête : linge sur la plaie imbibé d'infusion d'arnica.

Deuxième jour. Nuit assez tranquille, avec un peu de rêvasseries : le malade ne se plaint de rien ; physionomie naturelle, langue bonne ; voix rauque, faible, comme avant l'opération. On a de la difficulté à comprendre le langage du malade, qui continue à toussoter ; il boit en ma présence tout un verre d'eau. La tumeur a visiblement diminué, elle est mieux circonscrite et comme divisée par un enfoncement longitudinal ; elle est moins rouge, moins luisante, et sa température presque normale, comme du reste celle de tout le corps. Dans la journée le malade a de la tendance à vouloir sortir du lit : le soir nous le trouvons plus éveillé et plus loquace, pouls 104, un peu plus fort.

Troisième jour. Délire placide intermittent pendant la nuit, avec saignement du nez en petite quantité : la physionomie reste naturelle, température à peine exagérée, pouls 109, assez soutenu : interrogé, le malade se loue de son état, surtout de ne plus sentir dans la tête et l'oreille ces coups de marteau qui auparavant lui faisaient tant de mal. Il boit un verre de café au lait en ma présence, et pour dîner mange de la salade et de la polenta, qu'il a demandées lui-même. Vers le soir, chaleur un peu augmentée, avec sueurs générales, mouvements des bras et des jambes sans direction précise, déglutition un peu difficile. — Lavement, poudre de Sedlitz.

Quatrième jour. La nuit a été assez tranquille, le matin seulement un peu de rêvasseries : chaleur naturelle, physionomie bonne, intelligence intacte, l'appétit se maintient. La tumeur continue à se circonscrire en diminuant : la plaie est réunie par ses bords ; vers l'angle sternal il reste une petite ouverture donnant un peu de pus et par laquelle on fait des injections d'eau tiède qui sortent à côté du chef de la ligature.

Cinquième jour. Délire pendant toute la nuit avec tendance continuelle à sortir du lit, ce qui oblige à maintenir le malade : au matin on trouve qu'il *ne peut mouvoir son bras droit,* n'exécutant plus que des mouvements de pronation et de supination avec l'avant-bras : il refuse toute nourriture ; cependant sa physionomie reste bonne, l'intelligence parfaite : interrogé, il dit se sentir très-bien. Une selle ordinaire. — On applique dix sangsues derrière l'oreille droite ; fomentations glacées à la tête.

Sixième jour. Nuit tranquille : le matin il a pris du bouillon avec plaisir. Dans la journée, assoupissement plus profond qu'à l'ordinaire, le malade cependant se réveille facilement et répond bien aux questions : pouls 103 ; vers le soir 117, faible : physionomie un peu altérée.

Septième jour. Nuit passée dans un coma continuel et persistant. Interrogé ce matin, il répond encore assez bien. Extrémités froides, contractions spasmodiques superficielles du grand pectoral droit : pouls 112, petit et faible, respiration 40. Langue déviée à droite. Le coma persiste toute la journée ; à sept heures du soir l'intelligence s'affaisse, les réponses sont difficiles et fausses, facies pâle et décomposé, yeux entr'ouverts, caves, cornées ternes ; râles trachéaux très-sonores. A sept heures et demie du soir, mort sans secousses.

A l'autopsie on trouva les méninges internes légèrement hy-
pérémiées, la substance cérébrale un peu infiltrée de sérosité et
ramollie à droite : pointillé très-marqué, le couteau entraînant
de longues traînées de sang. Point de différence dans la vascu-
larité et la couleur des deux hémisphères ; peu de sérosité dans
les ventricules latéraux ; plexus choroïdaux gorgés de sang.
Cœur flasque contenant de minces caillots fibrineux : valvules
aortiques saines ; dépôts athéromateux sur les parois des gros
vaisseaux qui sont dilatés. La tumeur occupe tout le côté droit
du cou, ses parois sont formées des tissus cellulaires, des mus-
cules et des nerfs de la région, fondus ensemble et infiltrés de
sang. Le sac anévrysmal volumineux et altéré s'était porté vers
la colonne vertébrale et en bas, ayant repoussé devant lui les
deux scalènes et les jugulaires, interceptant le passage du sang
dans ces vaisseaux : la jugulaire profonde du côté opposé était
par compensation très-dilatée. L'ouverture de l'anévrysme
avait son siége immédiatement au-dessous de la bifurcation de
la carotide primitive et s'étendait même un peu dans la carotide
interne : le diamètre de cette ouverture était à peine de six
millimètres. Sa ligature examinée attentivement était prête à
tomber et une très-légère traction suffit pour l'enlever : elle
était située à un peu moins de deux centimètres de la sous-clavière. Un bouchon fibrineux très-adhérent remplissait complétement tout le bout inférieur de la carotide. Un caillot un peu
moins adhérent obstruait le bout supérieur de cette artère et il
était percé par un pertuis perméable à son centre. L'intérieur
du sac est rempli de caillots sanguins, de formation récente
vers la périphérie ; ils deviennent fibrineux vers l'orifice arté-

riel en se prolongeant en haut dans la carotide externe, en bas dans le gros tronc carotidien. L'innominée occupe sa position normale, mais elle est dilatée et athéromateuse.

Le rein droit était réduit au tiers de son volume normal, le gauche ayant conservé par contre presque ses dimensions ordinaires. Ils présentaient les caractères de la néphrite albumineuse chronique.

COMPRESSION DIGITALE

ARTÉRIELLE

Comme traitement des Inflammations phlegmoneuses
et articulaires des membres

DE LA

COMPRESSION DIGITALE
ARTÉRIELLE

Comme traitement des Inflammations phlegmoneuses
et articulaires des membres

La pratique chirurgicale de tous les jours ne fait que confirmer le danger qui accompagne les inflammations aiguës, surtout traumatiques des articulations, ainsi que la gravité souvent extrême du phlegmon diffus des membres.

Tandis que les affections de la première catégorie amènent facilement la suppuration dévastatrice des articulations, et même la mort, le phlegmon diffus cause, fréquemment, lui, la gangrène de vastes portions du tégument, du tissu cellulaire sous-cutané et intermusculaire, la nécrose des os, etc.; et lorsque

3.

la guérison a pu être obtenue, souvent les membres restent profondément altérés dans leur structure, et leur forme n'est plus apte au libre et complet exercice de leurs fonctions.

Je crois que tous les chirurgiens penseront comme moi, que la thérapeutique employée contre ces affections est peu satisfaisante, incertaine, souvent infidèle, si héroïque qu'elle soit : aussi de tout temps on a fait de nombreux efforts pour créer des méthodes de traitement plus efficaces, afin de lutter avantageusement contre ces redoutables affections.

Il y a près d'une dizaine d'années que j'ai proposé (1) et que j'emploie pour traiter ces maladies une méthode thérapeutique qui surpasse de beaucoup en efficacité, je crois, toutes les autres, en ce qu'elle est tout à fait innocente en elle-même, et capable néanmoins de dissiper complétement l'inflammation en très-peu de temps, quand elle est employée avant que les tissus malades ne soient profondément altérés ou détruits.

Elle consiste dans l'interception de l'afflux trop considérable du sang dans la partie malade, au moyen de la compression digitale du tronc artériel du membre, laquelle est faite tantôt d'une manière continué, tantôt même intermittente, pendant un certain nombre d'heures; de dix à vingt, rarement plus de vingt-quatre heures.

Depuis sa publication, cette méthode de traitement a été accueillie avec faveur par un certain nombre de chirurgiens, qui, l'ayant adoptée, en ont été très-satisfaits. Le Mémoire, dans

____

(1) *Sulla cura dell' infiammazione colla compressione digitale.* Giornale veneto di scienze mediche, Volume X, série II. 1858;

lequel je l'avais proposée, avec l'appui de quelques observations recueillies à ma clinique, a été reproduit dans « l'Union Médicale (1), » de même que dans les principaux journaux d'Angleterre (2) et d'Allemagne (3).

Successivement des observations très-intéressantes de guérisons obtenues furent publiées dans les journaux médicaux (4) du nord de l'Italie par MM. les docteurs Bernardi, Turchetti, Cucchini, Tosini, Renier, professeur Botto (de Gênes), Giocich, Lamprecht, etc.: à Rome, le Dr Ceccarelli en a publié plusieurs autres dans un Mémoire (5) spécial sur ce sujet. En France, M. Follin dans son *Traité de pathologie externe*, au chapitre inflammation, a fait mention de cette méthode. Des élèves de M. Nélaton m'ont dit qu'elle a été employée avec succès dans sa clinique, pour un cas de phlegmon de la main et de l'avant-bras. En Allemagne, MM. Demme (6) et Neudörfer (7) ont consacré dans leurs ouvrages de chirurgie militaire, un article spécial à ce mode de traitement. Ce dernier chirurgien, déjà, en 1862, dans un rapport sur les maladies chirurgicales de la gar-

---

(1) *L'Union médicale* 1858, n. 115 et 155.

(2) *Medical Times and Gazette.* March 19. 1858.

(3) *Schmidt's Jahrbücher*, 1859, p. 201.

(4) *Giornale veneto di scienze mediche*, 1858 et *Gazzetta medica italiana : Provincie venete*, 1853, 1859, 1860, 1861, 1862.

(5) A. Ceccarelli. *Della compressione in chirurgica e particolarmente della compressione digitale nella cura delle infiammazione esterne.* Roma, 1865.

(6) Demme. *Militar-Chirurgische Studien*, Wurzburg, 1861, p. 101.

(7) Neudörfer. *Handbuch der Kriegschirurgie.* Leipzig, 1864, p. 152.

nison de Prague (1), a émis l'opinion suivante sur la compression digitale :

« Dans les inflammations externes spontanées, et dans celles qui suivent les opérations, nous avons entièrement abandonné le traitement ordinaire antiphlogistique, saignée, nitre, calomel, etc.; et comme unique traitement, nous n'avons employé que la compression digitale. Expérimentée dans plus de cent cas, nous avons acquis la conviction qu'elle surpasse en efficacité tout autre traitement : la chaleur, la rougeur, la douleur s'éteignent bientôt, même en n'employant que la compression intermittente. Ainsi la compression digitale, proposée par le professeur Vanzetti, acquiert toujours plus de confiance et de crédit ; nous croyons donc devoir la recommander très-chaleureusement. Elle sert en outre, dans beaucoup de cas, à diminuer les sécrétions purulentes trop copieuses. »

Enfin, d'après le témoignage du Dr Milliot, qui s'est occupé de la compression préventive dans le traumatisme, cette méthode a été employée, également avec succès, en Russie, à Kiew, dans la clinique chirurgicale de M. le professeur Hübbenet contre un phlegmon de l'avant-bras.

Malgré ces témoignages en faveur de ce mode de traitement, malgré les observations publiées par les auteurs susnommés, constatant sa grande utilité, il est certain qu'il n'est encore ni

____

(1) *Allgem : Medizinische Wiener Zeitung*, n° 7, Febr : 1862. — *Gazzetta Medica Italiana, Prov. venete*, 1862, p. 71.

suffisamment connu, ni employé par la majorité des chirurgiens, qui, en France, en Allemagne, en Angleterre, et dans le
midi de l'Italie même, continuent toujours à se servir des
moyens thérapeutiques ordinaires, sans essayer la compression
digitale, se privant ainsi d'un remède infiniment plus puissant
et d'une efficacité vraiment surprenante.

C'est à dessein que je dis surprenante ; car dans toutes les
observations de guérison publiées, j'ai trouvé que leurs auteurs
ont manifesté un grand étonnement des résultats très-rapides,
très-manifestes et souvent inespérés, qu'ils virent se produire
par son emploi.

De si beaux succès, obtenus par d'autres aussi bien que par
moi, me font un devoir d'insister aujourd'hui de toutes mes
forces, afin que cette méthode soit plus largement expérimentée
par mes Confrères, et devienne ainsi le traitement ordinaire des
inflammations phlegmoneuses des membres ou des inflammations
des articulations.

Je crois d'autant plus nécessaire de m'appesantir sur ce sujet,
que, tout récemment, les journaux médicaux de Londres (1)
nous apprennent que M. Little, au London Hospital, dans un
cas d'arthrite aiguë traumatique du genou, *lia*, d'après le conseil de M. Mauder, la fémorale et l'artère humérale dans un

---

(1) *The Lancet.* June 15, 1867, pag. 751, et *Medical Times and Gazette*, June 22, 1867, pag. 707.

cas d'inflammation aiguë de la paume de la main, avec un plein succès (1).

Je ne puis qu'applaudir à l'idée de ces deux chirurgiens éminents d'avoir intercepté le cours du sang dans l'artère principale du membre malade, et je les félicite de la guérison qu'ils ont obtenue. Mais, n'est-ce pas assumer une trop grande part de responsabilité que de pratiquer la ligature de l'artère principale d'un membre avant que d'avoir essayé le moyen, si simple et si inoffensif de la compression digitale, qui conduit facilement au même résultat, de diminuer l'afflux du sang artériel dans la partie malade ? Et cette compression, que l'on peut modifier instantanément, selon les symptômes, a, en outre, l'avantage de ne changer en rien les conditions physiologiques de la circulation, une fois la guérison obtenue, ce qui n'est pas le cas pour la ligature, qui reste, d'ailleurs, *toujours possible, si la compression est inefficace.*

C'est pour ce motif que M. Jackson (2), chirurgien de l'hôpital de Sheffield, s'empressa de faire suivre l'annonce de l'opération de M. Little, d'une observation d'arthrite aiguë traumatique, qu'il avait guérie, peu de mois auparavant, par la compression de l'artère fémorale, au moyen d'un tourniquet. Malgré

---

(1) D'après M. Chisholm, professeur de chirurgie au Collége médical de la Caroline du Sud, lors de la dernière guerre d'Amérique, la *ligature* de la fémorale a été pratiquée plusieurs fois, avec succès, par M. Campbell, dans les hôpitaux militaires des Confédérés, pour des plaies d'armes à feu, pénétrantes l'articulation du genou. *Medical Times and Gazette,* Dec. 29, 1866, p. 689.

(2) *The Lancet.* June 29, 1867, p. 794. — *L'Union médicale,* n° 87, 20 juillet 1857.

les inconvénients qu'il rencontra par ce mode de compression, il n'hésita pas à faire ressortir les avantages de ce moyen de guérir, sans avoir à faire subir aux malades une opération sanglante.

Cette observation de M. Jackson donna à M. G. Trapenard (de Gannat), l'occasion d'adresser, dans « l'Union médicale » (1), une réclamation en faveur de son père, qui avait, en 1859, essayé la compression digitale dans un cas d'arthrite aiguë. — Il est très-probable que ni M. Mauder, ni M. Jackson, ni M. G. Trapenard n'ont eu connaissance du Mémoire, publié en 1858, dans lequel j'ai proposé la compression digitale contre les inflammations des membres (2), ni les observations publiées ensuite dans les journaux de médecine.

D'après tout ce qui précède, on voit que la compression digitale contre l'inflammation reste un traitement fort peu connu, et qu'il est à désirer qu'il le soit davantage. Si la Société de chirurgie, en le discutant et en l'expérimentant, venait à le sanctionner, son avenir serait désormais assuré.

A cet effet, je viens demander à la Société de vouloir bien faire de ce mode de traitement l'objet d'une série d'expérimentations dans des cas appropriés à son emploi, et, d'après les résultats qu'elle en aura obtenus, prononcer son verdict.

---

(1) N° 108. 7 septembre 1867.

(2) Ce Mémoire renferme justement une observation d'arthrite aiguë de l'articulation radio-carpienne, guérie par la compression artérielle.

J'ose lui faire cette demande avec d'autant plus de confiance, que les succès déjà obtenus et publiés par les chirurgiens mentionnés plus haut me donnent l'espoir de voir se produire de nombreux cas de guérison, confirmant l'utilité et l'importance de ma méthode, et ainsi me prouver que je n'ai point été influencé par une trop grande tendresse envers elle.

Pour ma part, je me ferai dorénavant un devoir de faire parvenir à la Société toutes les observations que je pourrai recueillir sur ce sujet, soit à ma clinique, soit auprès de mes Collègues d'Italie, *au concours obligeant desquels je fais appel*, afin que les observations soient aussi multipliées que possible.

Je vous demande dès aujourd'hui la permission de commencer, en vous faisant la narration de trois observations à l'appui de la thèse que je viens de soutenir devant vous. La troisième de ces observations, quoique ne se rapportant pas aux inflammations phlegmoneuses ou articulaires, mais à une affection spéciale toute différente, ne pourra, je crois, qu'étendre davantage le nombre des applications de la compression digitale artérielle.

Il y a trois mois à peu près que le Dr Brunetta, médecin distingué à Prata près de Pordenone, m'appela en consultation pour un de ses malades. A cette occasion, ce Confrère me fit part des beaux succès qu'il avait obtenus dans sa pratique, au moyen de la compression digitale des artères dans les inflammations phlegmoneuses des membres et dans celles des articulations, traitement qu'il avait adopté depuis l'époque où je l'avais proposé.

Parmi les guérisons obtenues, il m'en cita une, dont l'intérêt me parut si grand, que j'ai prié mon honorable Confrère de vouloir bien m'en donner l'observation pour la communiquer à la Société. Il accéda à ma prière avec une courtoisie dont je suis heureux de lui témoigner ma reconnaissance, et me remit l'observation suivante.

PHLEGMON TRÈS-GRAVE DU MEMBRE SUPÉRIEUR
GAUCHE. — COMPRESSION DIGITALE
GUÉRISON TRÈS-RAPIDE

« Le 6 juin 1863, je fus appelé auprès d'un paysan, âgé de
45 ans environ, alité depuis cinq jours.

» Le malade, qui se fait passer, dans la localité, comme savant
dans l'art vétérinaire, avait eu, quelques jours auparavant, à
extraire du ventre d'une vache son fœtus. Ne réussissant pas
avec les mains, il employa un crochet qui, ayant lâché prise,
vint le blesser, très-superficiellement, à la paume de la main
gauche.

» Cette lésion, si légère que le paysan n'y fit pas attention,
fut cause d'un phlegmon très-intense du membre, accompagné
de symptômes généraux excessivement sérieux.

» A ma première visite, faite comme je l'ai dit, cinq jours
après le début de la maladie, je trouvai le malade au lit avec
l'avant-bras et une grande partie du bras gauche tellement en-
flés qu'ils paraissaient doublés de volume : la peau en était
très-tendue, luisante, de couleur rouge très-foncée, livide et

bleuâtre, avec de larges phlyctènes sur le dos de la main. La physionomie du malade était décomposée, son œil était languissant, sa voix faible et rauque, le pouls misérable, la température du corps au-dessous de la normale, avec grande prostration physique et morale.

» Je fus effrayé d'un ensemble de symptômes si graves ; et, en présence d'un état d'adynamie si profonde, je me demandai, s'il n'y avait pas eu absorption d'un virus par la petite blessure que le malade s'était faite. Je prescrivis une décoction de quinquina avec une eau aromatique laudanisée, et, songeant aux moyens les plus prompts et les plus sûrs pour arrêter l'érysipèle phlegmoneux qui menaçait le bras de gangrène, je me mis de suite à pratiquer la compression digitale de l'artère humérale à son tiers supérieur.

» Heureusement je pus trouver, parmi les parents du malade, deux personnes très-intelligentes qui apprirent à faire très-bien la compression.

» Je quittai le malade, après avoir fait comprendre à sa famille combien il était important que la compression fût continuée, non-seulement pendant le reste de la journée, mais aussi toute la nuit, jusqu'à ma visite du lendemain.

» Tout en pensant que ces prescriptions seraient exactement exécutées, j'avoue m'être éloigné de ce malade avec bien peu d'espoir, tant son état m'avait paru grave et tant il m'avait inspiré de doutes sur la possibilité de lui sauver la vie.

» Le lendemain matin, j'allai revoir ce malade, et, les parents étant encore à leur poste à faire la compression, je le trouvai, avec une inexprimable surprise, ayant une physionomie sereine, ses forces et son moral relevés. Il avait dormi plusieurs heures sous la compression ; le membre pectoral était tout à fait désenflé, presque revenu à son volume normal ; on observait seulement un teint tant soit peu livide de la peau, qui était ridée et pouvait être facilement plissée entre les doigts.

» Je fis aussitôt cesser la compression, qui avait duré, en tout, vingt-quatre heures ; j'appliquai sur les phlyctènes, qui s'étaient ouvertes, et sur la petite blessure, qui suppurait superficiellement, de la charpie sèche, puis plusieurs tours de bande. Au bout de deux jours le malade, sans autre traitement, était complétement guéri. Depuis lors, il n'a éprouvé aucune incommodité dans le bras. »

Par un hasard aussi heureux que singulier, après notre consultation, en retournant en compagnie du Dr Brunetta à Pordenone pour y regagner le chemin de fer, nous rencontrâmes sur la route le même paysan ; mon Collègue profita de cette rencontre pour me montrer, sur sa main, la place où il s'était blessé avec le crochet, et l'engagea en même temps à me faire, lui-même, le récit du mal qu'il avait essuyé et de la manière avec laquelle il en avait été guéri.

Je regrette de ne pouvoir pas rendre exactement les mots dont ce paysan, très-expressif, se servit pour nous expliquer comme quoi, avant l'arrivée du docteur, *il se sentait mourir,* comme il était à demi mort ; comme quoi il avait senti disparaître le mal de son bras et la vie revenir dans son corps, du moment où le docteur avait appliqué ses doigts à son membre malade, et au fur et à mesure que l'on continuait à y exercer une pression.

PUSTULE CHARBONNEUSE DU MEMBRE SUPÉRIEUR

COMPRESSION DIGITALE — GUÉRISON

François L..... (de Padoue), âgé de 28 ans, contrefait, se fait admettre dans ma clinique le 31 décembre 1865, pour une enflure considérable de tout le membre pectoral gauche, qui a débuté il y a quatre jours.

A première vue, je crus reconnaître une pustule charbonneuse, et les renseignements fournis par l'interrogatoire du malade nous en donnèrent la certitude.

En effet, il nous raconte qu'il y a huit jours (22 décembre), il a dépecé un cheval mort de maladie ; il a trouvé dans l'intérieur du corps beaucoup de sérosité jaunâtre, le foie et la rate en bouillie, les intestins de couleur noire, etc. — Il affirme ne pas s'être blessé en exécutant le dépècement de cet animal, ni avoir eu préalablement une écorchure.

Pendant quatre jours, il n'a rien ressenti ; mais, le soir du cinquième (26 décembre), il aperçoit, à cause d'un picotement incommode qu'il y éprouvait, une petite élevure noirâtre, située vers le poignet, qu'il déchire d'un coup d'ongle en se grattant.

Le 27 décembre, au matin, le tiers inférieur de l'avant-bras était le siége d'un gonflement qui, le soir, remontait jusqu'à plus de moitié vers le pli du coude.

Le 28, l'enflure gagne le coude, et, le 30 décembre, elle a déjà envahi la moitié du bras, se compliquant d'un accès de fièvre avec frissons. Il supporta ce premier accès sans cesser de travailler, allant seulement se coucher ce jour-là plus tôt qu'à l'ordinaire.

Le 31 décembre, le gonflement remonte jusqu'à l'aisselle ; le malade ressent dans tout son membre une tension pénible, des douleurs vives et lancinantes, comme si « son bras allait éclater. » Effrayé de son état, il se fait recevoir ce même jour à l'hôpital.

A son entrée, le 31 décembre au soir, on constate que tout le bras gauche, depuis l'extrémité des doigts jusqu'au creux axillaire, est le siége d'un gonflement considérable. La peau en est violacée, surtout au côté interne de l'avant-bras. Le membre est lourd, très-chaud ; les articulations des phalanges, celle du carpe et du coude ne peuvent exécuter de mouvements, à cause de l'enflure rénitente dont elles sont le siége. — A deux travers de doigt de l'articulation carpienne, sur la face palmaire de l'avant-bras, on voit une pustule du diamètre d'une lentille, déchirée, à fond noir, ayant à son pourtour une couronne de vésicules de la grosseur d'un grain de millet, très-luisantes et pleines d'une sérosité citrine, représentant *le chaton d'une bague entouré de perles*, décrit par les auteurs, comme signe de la pustule maligne. Un autre symptôme, que nous croyons également pathognomonique de cette affection, c'est la tension, la rénitence, la dureté *presque ligneuse* de l'enflure : elle s'étendait à tout l'avant-bras, au bras et presque jusqu'à l'aisselle, où elle s'atténuait en un œdème mou. La peau présentait en outre l'apparence rugueuse, chagrinée, d'une écorce d'orange, dans toute la moitié inférieure et interne de l'avant-bras. Examinée à la loupe, on reconnaissait que cette apparence mamelonnée et rugueuse de la peau provenait d'une exsudation sous-épidermique, gélatineuse, trop épaisse pour former des gouttelettes capables de soulever l'épiderme en forme de bulle ou de phlyctène.

Le malade avait un grand effroi et des angoisses causées par les vives douleurs du bras ; il se plaignait d'élancements par accès, comme si son bras était broyé par la pression d'un étau. Cependant sa physionomie n'avait pas l'air sinistre ; le pouls était à 75 et mou ; la chaleur du corps, sauf la partie malade, n'était pas sensiblement augmentée.

Traitement. — Cherchant les moyens les plus capables d'arrêter d'une manière prompte et sûre une inflammation qui avait fait en si peu de jours des progrès si rapides et si effrayants, je me décidai à employer la compression digitale, comme s'il se fût agi d'un érysipèle phlegmoneux. Je la fis commencer immédiatement à l'humérale, sans employer aucun autre remède.

Les élèves, animés de leur zèle ordinaire, prirent de suite leurs dispositions pour que deux d'entre eux fussent alternativement occupés à comprimer l'artère, et relevés toutes les deux heures par deux autres.

A cause de l'enflure du bras, on fut obligé de faire la compression dans le creux axillaire, région où elle est toujours beaucoup plus difficile à exercer, et à cause de la finesse et de la sensibilité de la peau, moins bien supportée par les malades. Pour atteindre l'artère il fallait, dans ce cas, vaincre l'œdème, qui terminait le gonflement rénitent du bras, par des pressions exercées le long du trajet de l'artère avec le bout des doigts.

La compression commence à huit heures du soir : déjà, après une demi-heure, le malade nous dit qu'il n'éprouve plus dans son bras la sensation déchirante qui lui causait auparavant tant d'inquiétudes et d'angoisses générales : il nous montra même qu'il pouvait déjà mouvoir un peu ses doigts, notamment approcher le bout du pouce de celui de l'*index* et y tenir une monnaie, si on la lui eût donnée. — Après trois heures, le pouce pouvait déjà toucher le bout du *médius* et de l'*annulaire*, mais pas encore l'extrémité du *petit doigt*, lequel, après huit heures de compression, put être même dépassé.

A huit heures du matin, c'est-à-dire après douze heures de compression totale et aussi continue que possible, on essaya de comprimer la sous-clavière à sa sortie des scalènes, attendu que l'endroit où l'on avait agi commençait à être un peu rouge et douloureux. Mais cette compression de la sous-clavière ne réussit pas bien ; le malade demande qu'on le reprenne à l'endroit primitif, car il éprouvait de nouveau, des douleurs, surtout aux environs de la pustule, aussitôt que l'on cessait de comprimer : aussi avertissait-il les personnes qui faisaient la compression, toutes les fois qu'elle n'était pas bien faite. Le moment où l'on changeait les doigts compresseurs causait également quelques douleurs dans le membre malade, surtout si on les changeait brusquement.

On continua la compression jusqu'à huit heures du soir du 1er janvier : le bras avait continué de diminuer de volume au fur et à mesure de la compression ; les mouvements des doigts, du carpe et du coude étaient revenus en grande partie : la rougeur était de beaucoup effacée ; la température tombée presque à l'état normal ; et, ce qui nous parut surtout très-important, la tension extrême, la *dureté presque ligneuse* de l'enflure dissipée complétement, de sorte que le gonflement qui restait encore n'avait plus que les caractères d'un *œdème froid* qui conserve l'impression des doigts.

Telles étaient les conditions du membre après vingt-quatre heures de compression. Nous jugeâmes alors que l'inflammation, jugulée, avait perdu tous ses caractères d'acuité primitive, et que, par conséquent, il ne fallait plus, pour achever la guérison, qu'attendre le temps nécessaire, tant à l'absorption des produits d'exsudation qui s'étaient engendrés durant les quatre jours de maladie, qu'à l'élimination de l'eschare, en laquelle était convertie la petite portion du derme où la pustule avait son siége ; enfin, à la réparation et à la cicatrisation de la petite plaie qui devait résulter de cette élimination.

Pour hâter l'absorption de l'exsudation plastique qui entretenait le reste de l'œdème, on fit des fomentations humides et aromatiques sur le membre pendant les huit premiers jours. Elles furent alors supprimées, toute trace d'œdème ayant disparu, le bras ayant repris son volume, ses mouvements, sa souplesse, en un mot ses fonctions et son apparence normale, sauf à l'endroit du siége de la pustule, où, à la place de la *tache noire primitive*, existait une *perforation du derme*, de même grandeur, presque exactement circulaire, et comme faite par un emporte-pièce, à bords jaunâtres, entourés de quelque densité.

On prescrivit un bain de bras, et on lui appliqua une bande roulée, qu'on eut soin de tenir humide à l'endroit de la perforation.

Au vingtième jour, environ, les bords de l'ulcération lenticulaire, ainsi que son fond bourgeonnaient : il en sortait, par une légère pression, une petite quantité de pus mêlé à des flocons de tissu cellulaire.

Dans les jours suivants, on reconnut qu'en introduisant une sonde dans la perforation, on pouvait la promener sous le derme dans un rayon de trois centimètres.

Je continuai à faire maintenir, au moyen d'une bande roulée, sèche, une compression modérée sur cette partie ; le clapier sous-cutané et la perforation du derme se cicatrisèrent alors avec assez de rapidité pour permettre au malade de sortir de la clinique le 1ᵉʳ février 1866.

Tous les médecins savent que la pustule maligne est une affection d'une gravité extrême, se terminant souvent par la mort, et qui, alors même qu'elle n'a pas cette issue fatale, cause toujours des mortifications plus ou moins étendues des régions où siégeait le mal.

Dans l'état actuel de la science, le moyen généralement adopté pour conjurer les dangers de cette terrible affection, est la destruction, au moyen de cautérisations variées, des parties où siége la pustule. Cette cautérisation se fait dans la supposition qu'un virus délétère, après l'inoculation, s'élabore, pour se propager dans toute l'économie ; la destruction du point initial contaminé, opérée avant l'élaboration du virus supprimant l'infection générale.

J'ai été témoin, il n'y a pas longtemps, des graves dégâts que peut produire la pustule maligne, alors qu'elle n'est pas mortelle. Appelé par un Collègue à Fiesso, pour y visiter un équarrisseur qui était atteint de pustule charbonneuse sur la face palmaire de l'avant-bras gauche, j'ai trouvé tout ce membre monstrueusement enflé, depuis les doigts jusqu'à l'épaule et la partie correspondante de la poitrine, y compris la racine du cou. Dans ce cas, j'ai également noté la dureté extrême, *presque ligneuse* de l'enflure. Une grande partie de la peau de l'avant-bras était manifestement menacée de gangrène, qui, déjà, se montrait en divers points. Le malade, homme de complexion très-robuste, était dans un état d'adynamie profonde, son pouls excessivement faible, filiforme.

Il n'était pas possible de songer à la compression digitale, vu l'extrême degré du gonflement. Nous donnâmes à ce malade des doses énormes d'eau-de-vie, et, par bonheur, il put échapper à l'extrême danger qui l'avait assailli ; mais des portions très-étendues de la peau de l'avant-bras tombèrent en gangrène ; en sorte que la cicatrisation demanda beaucoup de temps.

Chez le sujet dont nous avons donné l'observation, les progrès du mal ont été arrêtés dès qu'on commença la compression artérielle ; tous les effets destructeurs de la pustule se sont bornés à la mortification de la seule portion de peau où elle siégeait, et d'une portion très-minime de tissu cellulaire sous-cutané. Les symptômes généraux n'eurent pour ainsi dire pas *le temps de se développer*, dès que le travail morbide local eut été enrayé par la compression digitale seulement.

Si de nouveaux cas de guérison avaient lieu par la simple compression digitale ; *s'il était prouvé qu'elle a la puissance de guérir promptement la pustule maligne*, comme les inflammations aiguës des membres et des articulations, il est aisé de comprendre, d'une part, de quelle importance serait ce nouveau secours thérapeutique, d'une douceur et d'une innocuité sans comparaison avec le traitement violent actuellement en usage : d'autre part, la théorie admise aujourd'hui sur l'intoxication du virus, charbonneux particulièrement, serait peut-être atteinte et pourrait en être modifiée.

Il serait donc bien à désirer que les praticiens qui se trouveront en présence de cas de ce genre, expérimentent ce moyen avec toute la persévérance que commande le but éminemment humanitaire qu'on se propose d'obtenir, et publient leurs résultats, quels qu'ils soient.

Du reste, la compression de l'artère, quand le malade se présente avant que son membre ne soit trop enflé pour la rendre impraticable, n'exclue aucunement la possibilité d'attaquer la

4.

pustule par les caustiques : elle sera donc indiquée et ne pourra qu'être utile, même en employant la cautérisation. En effet, quel autre moyen (secours thérapeutique) pourrait arrêter plus sûrement et plus efficacement les progrès envahissants du gonflement phlegmoneux du membre malade et faire diminuer plus promptement le gonflement déjà existant avant la cautérisation?

Je ne dois pas omettre de dire que cette observation de pustule maligne, traitée par la compression digitale, n'est pas la première. Le D* Lamprecht, médecin très-distingué à Roncade, dans la province de Venise, publia, dans la « Gazette médicale de Padoue » (année 1861, n° 10, p. 144), une observation qui porte pour titre : *Pustule charbonneuse. — Compression digitale. — Guérison.* Malheureusement, cette observation, trop peu détaillée, ne permet pas d'en tirer une déduction concluante sur les effets réels de la compression. Voici la brève notice qu'il a publiée :

« J. J... avait, au mois de janvier 1861, écorché un veau, mort de splénite charbonneuse. Peu de jours après, deux pustules se développèrent au tiers inférieur de son bras droit. Aux symptômes locaux et généraux observés, le D* Pasin, médecin du malade, ne douta pas qu'il s'agissait d'une pustule maligne ou charbonneuse. Il ordonna de suite la compression digitale de l'humérale avec un traitement interne approprié.

» Cette compression, exécutée pendant quarante-huit heures, servit, évidemment, selon moi, d'abord à arrêter le phlegmon diffus, qui, en quelques heures, avait envahi tout le membre dépassant l'aisselle et l'épaule, *et peut-être aussi à limiter dans ces parties l'action de ce virus pernicieux qui tue si rapidement.*

» La menace de gangrène profonde et la gravité des symptômes déterminèrent mon Collègue à m'appeler pour la partie chirurgicale. Je trouvai, à l'endroit des deux pustules, de vastes eschares gangréneuses, le membre très-gonflé, indolent, immobile, insensible. Je n'hésitai pas à faire de nombreuses incisions et à fendre profondément les eschares ; je couvris le membre de charpie, sur laquelle était étalé de l'onguent iodé, enveloppant ensuite tout le membre avec de la ouate. Le malade a guéri. »

ÉLÉPHANTIASIS DE LA JAMBE DROITE
COMPRESSION DIGITALE DE LA FÉMORALE
GUÉRISON

Pauline S... (de Bovelenta), servante, âgée de 21 ans, est une fille lourde, très-replète et de constitution lymphatique, bien réglée; elle est reçue dans ma clinique, le 16 février 1861, pour un éléphantiasis de la jambe droite.

La malade ressentait une grande lourdeur et gêne dans les mouvements de cette jambe, dont les téguments étaient de couleur brun foncé; sa circonférence surpassait celle du côté sain : au mollet, de 10 centimètres (c'est-à-dire 40 au lieu de 30) ; au-dessus des mollets, de 7 centimètres (soit 27 au lieu de 20), enfin, au dos du pied, de 3 centimètres (25 au lieu de 22). L'enflure remontait à six travers de doigt au-dessus du genou, mais en s'amoindrissant; elle était uniforme, d'une consistance très-rénitente ; une pression très-forte, faite avec le bout du doigt, y laissait à peine de traces et ne causait pas de douleur. L'enflure du pied était séparée de celle de la jambe par un sillon très-profond.

D'après les explications de la jeune fille, nous devons croire que la maladie s'est développée, comme d'ordinaire, à la suite de plusieurs attaques d'érysipèle ou de lymphite, qui, chaque fois, lui causaient de la fièvre, avec chaleur à la jambe, rougeur, douleur, plus un gonflement qui persistait, alors que les autres symptômes disparaissaient. Le premier accès avait eu lieu à l'âge de quatorze ans, le second à dix-sept, le troisième à dix-huit ans; plus tard, les accès se répétèrent plus souvent, sans que la malade put en préciser le nombre et les époques. — Le soir, la jambe était toujours plus lourde et un peu plus enflée que le matin.

Cette enflure ayant augmenté très-sensiblement depuis trois mois, la jeune fille en fut effrayée et se fit recevoir à ma clinique.

Les belles guérisons d'éléphantiasis que M. Carnochan (de New-York) venait d'obtenir par la ligature de la fémorale, me donnèrent l'idée d'employer sur cette malade ce nouveau mode de traitement. Cependant, le volume de la jambe n'étant pas arrivé au degré extrême qu'on observe quelquefois, bien que la maladie datât de six années, je voulus, avant d'entreprendre une opération sanglante, essayer si je ne pourrais peut-être pas en obtenir la guérison par la compression digitale de la fémorale. Ce moyen me parut, par son innocuité même, devoir primer tous les autres, dût-il prolonger bien plus le traitement que la ligature de la fémorale, dont je restais toujours maître de faire usage en dernier ressort.

Voulant m'éviter toute illusion sur les effets que je pouvais obtenir par cet essai, j'ai d'abord fait garder pendant vingt jours constamment le lit à cette malade, sa jambe étant bandée et sur un plan incliné, afin de ne pas attribuer à la compression digitale des résultats dus seulement au repos horizontal et au bandage compressif.

Au bout de ces vingt jours, le membre ne présentait pas de changement notable; son volume était le même que si la malade ne se fût reposée qu'une nuit. Le bandage compressif assez serré, que nous lui avions appliqué, avait causé plusieurs fois des douleurs au cou-de-pied.

Après quelques jours, pendant lesquels je permis à la malade de se lever et de marcher sans bandage, le 13 mars, soit environ un mois après son entrée, je fis commencer la compression digitale, en ne l'ordonnant que pendant le jour, afin de ne pas troubler le sommeil de la malade.

Dès les neuf premières heures de compression, nous trouvâmes les téguments de la jambe moins foncés en couleur et plus souples ; la malade trouve aussi son membre moins lourd.—Les 14, 15 et 16 mars, on fait à peu près douze heures de compression; le 17, deux heures seulement, attendu que la malade commence à se plaindre de douleurs à l'endroit où elle s'exerce, et qu'une légère rougeur se montre sur ce même point. — Je dois noter que chez cette malade, la compression présenta certaines difficultés, à cause de son embonpoint, la délicatesse de la peau de l'aine, enfin, à cause de la faiblesse des battements de son artère fémorale, qui nous laissait quelquefois difficilement apprécier si elle était bien comprimée.

Le 18 mars j'examinai la jambe et je fus fort étonné des modifications très-sensibles qu'elle nous offrait : sa circonférence avait diminué de deux centimètres, la dureté des téguments était beaucoup moindre : en saisissant le mollet, la peau faisait déjà de petites rides ; par la pression, le doigt laissait un enfoncement assez profond. Un phénomène inattendu et singulier nous surprit tout particulièrement : c'est qu'à la face interne et postérieure du mollet on voyait des *traînées blanchâtres*, qui faisaient contraste avec la couleur sombre du reste des téguments. Ces *vergetures* rappelaient exactement celles qu'on observe sur le *ventre des accouchées.*

Du 17 au 21 mars on ne fit pas de compression pour laisser la peau de l'aine reposer. Durant ces jours je ne voulus pas regarder la jambe pour mieux juger si elle n'avait pas perdu l'amélioration que nous y avions remarquée.

A l'examen fait le 21, je fus très-agréablement surpris de constater une amélioration progressive surprenante : la mollesse des téguments avait encore augmenté, ils étaient mous, le doigt y faisait un enfoncement profond avec une pression modérée, on pouvait déjà distinguer un peu la crête du tibia ; en tenant soulevée la jambe et en lui imprimant des secousses on voyait tremblotter un peu le mollet ; les vergetures blanchâtres persistaient toujours, la rainure du cou-de-pied était moins profonde ; la malade était très-gaie du mieux qu'elle-même constatait.

Malheureusement, le traitement a dû être suspendu du 25 mars au 31 avril ; la malade, habituée à une vie active, était prise de céphalalgie intense et de fièvre, dès que son séjour au lit se prolongeait plusieurs jours.

Le 1er mai, sa santé étant depuis deux semaines en bon état, on reprit la compression, que l'on fit douze heures pendant quatre jours, avec amélioration très-manifeste de l'état de la jambe.

On appliqua alors un bandage amidonné, et on permit de nouveau à la malade de se lever. Après six jours, nous fûmes obligés de fendre l'appareil pour le rétrécir.

Au bout d'un mois et demi, pendant lequel nous avions eu soin de serrer toujours plus le bandage, la malade, s'en trouvant très-bien, parce qu'il lui permettait de marcher et d'agir, nous demanda de quitter la clinique pour aller reprendre son service. Nous acquiesçâmes à sa demande, en lui enjoignant de continuer de serrer le bandage dès qu'elle le sentirait trop large et de revenir à la clinique pour le renouveler quand il serait usé.

Cette jeune fille vint se faire voir plusieurs fois dans le cours de l'année (1861). Nous trouvâmes que son amélioration, ou, pour mieux dire, sa guérison relative, vraiment surprenante, persistait.

Depuis lors je l'avais perdue de vue, et je regrettais beaucoup de n'avoir pu suivre les résultats « définitifs » de son traitement, lorsque, heureusement, le 6 mars 1864, c'est-à-dire presque trois années après sa sortie, cette fille vint de nouveau à la clinique pour visiter une de ses amies.

Enchanté de pouvoir constater l'état de sa jambe, nous en fîmes de suite l'examen : nous trouvâmes, à notre grande satisfaction, que son éléphantiasis avait *complétement disparu*, et que sa jambe droite, dont la peau pouvait être soulevée en plis minces, présentait même un léger degré *d'atrophie* relativement à l'autre.

La jeune fille nous dit qu'elle se trouvait en cet état depuis longtemps et qu'elle n'avait jamais cessé de se bander, comme nous le lui avions conseillé. Elle avait, en effet, sa jambe enveloppée d'un bandage très-bien confectionné, composé de tours de bande cousus les uns sur les autres, et recouverts d'empois. Elle changeait cet appareil tous les quinze ou vingt jours.

Le nombre des guérisons obtenues par la ligature de l'artère fémorale est déjà assez considérable pour ne plus laisser de doutes sur l'efficacité de cette méthode. Elle mérite réellement d'être considérée comme une des grandes conquêtes de la chirurgie moderne. La science et l'humanité doivent donc être reconnaissantes à M. Carnochan de son heureuse idée d'intercepter le cours du sang, dans le vaisseau principal du membre, contre une maladie qui, jusqu'alors, était réputée incurable et, d'ordinaire, plaçait le malade dans une situation très-pénible et grave.

Je dois cependant faire observer que M. Frayer (de Calcutta) (1) a perdu son malade, de pyémie, trois semaines environ après l'opération. — Si de nouvelles observations vien-

---

(1) *Edinburgh med. Journ.* Novem., 1865. — *Gazette des hôpitaux*, n° 126; 26 octobre 1867.

nent prouver que la guérison de cette maladie a lieu au moyen de la simple compression digitale, on comprend quel immense avantage il y aura pour les malades, mis ainsi à l'abri des dangers inhérents aux opérations sanglantes. Nous croyons donc devoir recommander aux chirurgiens d'essayer d'abord de la compression digitale.

OVARIOTOMIES

OVARIOTOMIES

L'essór que l'ovariotomïe a pris en Europe depuis quelques
années, est dû surtout à la savante et courageuse impulsion que
lui a donnée M. Clay (de Manchester), car, déjà en 1843, il avait
fait cette grande opération une vingtaine de fois, avec des résultats très-encourageants.

Ayant assisté, il y a vingt-quatre années, à plusieurs des opérations faites par cet habile chirurgien, et vu guérir plusieurs
de ses opérées, j'eus dès lors la conviction que cette opération
serait légitimement admise dans la pratique chirurgicale, malgré
l'opposition qu'à cette époque la majorité des chirurgiens mani-
festa contre elle.

Je l'ai donc proposée à toutes mes malades chez lesquelles les
kystes ovariques qu'elles portaient me paraissaient indiquer

5.

l'opération, et l'ai pratiquée sur toutes celles qui consentirent à la subir.

Le nombre de ces malades se borne à trois : j'opérai la première, en 1846, à Charkoff (Russie), la seconde à Padoue, en 1859, la troisième à Vérone, en 1860. Chez toutes mes trois opérées, le kyste était multiloculaire, d'un énorme volume, avec un état général ne laissant aucun doute sur l'issue fatale de la maladie, si l'on n'intervenait pas par une opération radicale.

Toutes les malades supportèrent très-bien l'opération, donnant, pendant les premiers jours, l'espoir d'un succès; mais, malheureusement, aucune n'a survécue.

Je perdis ma première opérée le huitième jour; la seconde, le vingt et unième ; la troisième, le septième jour.

La seconde de ces malades présenta, après l'opération, des complications très-extraordinaires : les lésions extrêmement graves, trouvées dans les viscères abdominaux après sa mort, sont bien propres à exciter notre étonnement, en montrant à quel point de tolérance peuvent arriver certaines personnes, dont la vie persiste pendant quelque temps, alors que chez d'autres, elle s'éteint précipitamment avec des lésions à peine sensibles sur le cadavre.

Malgré ces trois revers, j'ai continué à considérer l'ovariotomie comme une opération éminemment utile ; et les succès qui, depuis peu d'années, se multiplient de plus en plus, ne peuvent, naturellement, que m'affermir dans cette croyance.

Je n'hésiterai donc pas à l'entreprendre encore toutes les fois que mes malades se présenteront affectées de kystes ovariques mettant leur existence en péril ; mais je crois devoir m'abstenir d'opérer, lorsque les femmes ont des kystes de médiocre volume, stationnaires ou lentement progressifs, et que l'état général permet de pronostiquer une santé relativement tolérable pendant quelques années.

Il est certain qu'une opération entreprise dans ces dernières conditions aurait de bien meilleures chances de réussite ; mais, quoique l'expérience prouve aujourd'hui que l'ovariotomie soit moins dangereuse que plusieurs des grandes opérations chirurgicales admises depuis longtemps dans la pratique, l'incertitude du succès me paraît devoir ne l'indiquer positivement que lorsque le danger est réel et imminent.

Si je publie aujourd'hui ces trois observations d'ovariotomie, c'est uniquement pour compléter la statistique de cette opération. Je ne pense pas que ces trois insuccès puissent lui faire du tort, son mérite étant actuellement reconnu.

En mai 1846, une dame de la province de Ekaterinoslaw vint à Charkoff me consulter, pour une énorme tumeur abdominale.

Cette dame avait 29 ans, était d'une taille élancée et très-maigre, d'une constitution délicate, très-nerveuse et très-intelligente, mariée depuis quatre ans, et sans enfants. Les règles étaient supprimées depuis environ douze mois. Le développement du ventre lent au début, il y a deux ans, allait toujours en augmentant progressivement.

A l'examen, je trouvai une tumeur élastique, bosselée, occupant toute la cavité abdominale, et dépassant les hypochondres. De l'appendice xyphoïde au pubis, je trouve quatre-vingts centimètres : matité générale : le nombril est proéminent, sous forme de petite hernie, remplie par du liquide péritonéal : la tumeur a déprimé la paroi supérieure du vagin. La malade n'a jamais ressenti aucune espèce de douleurs dans le ventre ; elle n'a pas d'œdème aux membres inférieurs.

Un amaigrissement et un affaiblissement progressifs et très-marqués, joints à une gêne extrême résultant du volume considérable de son abdomen, ont jeté cette jeune femme dans un état d'affliction d'autant plus grand qu'elle s'est formé une juste idée de la gravité de sa situation, et qu'elle désespère de jamais guérir, vu l'inutilité de tous les traitements employés sur elle.

Je pensais que l'ovariotomie pouvait être faite ; car le développement lent et sans accidents de péritonite, faisait supposer l'absence d'adhérences de la tumeur, et l'état de la malade indiquait une issue fatale comme certaine, si on n'agissait pas. Je ne crus pas que le grand volume de la tumeur, et la nécessité d'une plaie très-étendue fussent une contre-indication, ayant vu des ovariotomies réussir pour des tumeurs plus volumineuses encore, chez le D᷑ Clay.

Je fis comprendre à cette dame que l'unique moyen capable de la guérir serait d'enlever sa tumeur par une opération, dont je ne crus pas devoir lui cacher les dangers et les incertitudes.

Dès qu'elle entrevit la possibilité d'une guérison, malgré toutes les chances fâcheuses dont elle pouvait être menacée, cette dame se ranima soudain, l'espoir brilla sur sa figure, et, d'un ton résolu, elle m'imposa presque l'ordre de l'opérer dès le lendemain.

Surpris de son courage, je lui expliquai que cette opération demandait certains soins et préparatifs spéciaux ; qu'il fallait qu'elle fît venir ses parents, et surtout sa mère, pour la soigner : je tenais à avoir d'ailleurs leur consentement particulier.

Ses parents étant arrivés, et toutes choses ayant été arrangées selon mes désirs, je procédai, le 16 mai 1846, à l'opération, dans une maison particulière, en présence des docteurs Hahn, professeur d'accouchements; Allbrecht, professeur de clinique médicale; Kalinicenko, professeur de physiologie; Rindowsky, agrégé à la Faculté de Charkoff, et d'autres praticiens de la ville.

Je fis la grande incision, telle que je l'avais vu faire au Dr Clay, commençant à quatre doigts au-dessous de l'appendice xyphoïde et se prolongeant jusqu'au pubis. Les lèvres de cette longue plaie s'écartent presque spontanément, et l'immense tumeur, qui n'était retenue par aucune adhérence, cédant à une légère traction, sort très-facilement de la cavité abdominale, bien maintenue par des aides. Elle tenait, par un long pédicule de la grosseur du petit doigt, à l'ovaire droit. J'étreignis fortement ce pédicule dans un fort cordonnet de soie, puis j'en fis la section près du kyste. La plaie fut réunie très-exactement par des points de suture entortillée, rapprochés et comprenant le péritoine; l'extrémité du pédicule fut fixée à l'angle inférieur de la plaie.

La malade supporta cette opération avec un courage surprenant, sans avoir laissé échapper une plainte et sans s'évanouir. Elle fut remise dans son lit, après qu'on eut appliqué sur le ventre une couche de coton cardé, maintenu par un bandage de corps assez serré.

Le 17 mai, la nuit a été satisfaisante; le ventre est souple; la malade n'y ressent que de légères douleurs; le pouls est petit, à 105.

Le 18 mai, la réaction est très-modérée; le ventre n'est pas ballonné, peu douloureux; mais la physionomie de la malade est abattue ; elle se plaint de sa prostration et de quelques nausées, n'a point d'appétit ; le pouls bat 115.

Du 19 au 24 mai, l'affaissement continue ; les nausées persistent, la malade est prise quelquefois de hauts-de-cœur, le pouls devient de plus en plus fréquent ; le ventre est un peu ballonné et sensible ; la prostration des forces augmente toujours, et la malade s'éteint le huitième jour après l'opération. Son intelligence s'est conservée intacte jusqu'au dernier moment.

L'autopsie ne put être faite.

La tumeur enlevée pesait cinquante-cinq livres médicinales russes ; elle était formée d'une multitude innombrable de petits kystes à parois assez minces. Le professeur Hallizki a bien voulu en faire une belle préparation sèche, que j'ai déposée dans le musée pathologique de ma clinique, à Charkoff.

Cette ovariotomie a été la première faite en Russie.

KYSTE MULTILOCULAIRE DE L'OVAIRE GAUCHE
OVARIOTOMIE
MORT LE VINGT ET UNIÈME JOUR (1)

M... Thérèse, servante, non mariée, taille moyenne, constitution détériorée, 28 ans, est reçue dans ma clinique, à Padoue, le 24 novembre 1858.

Elle a eu le choléra en 1855. Ses règles ont été toujours irrégulières et manquent totalement depuis sept mois. Depuis février 1858, elle s'aperçoit de l'accroissement du volume de son abdomen à l'étroitesse de ses robes. Au mois de mars, elle éprouve de violentes douleurs dans le bas-ventre et se fait admettre à l'hôpital, où elle reste plusieurs mois. L'application de sangsues (60 en plusieurs fois), de cataplasmes, et quelques purgatifs eurent raison de ces douleurs ; puis, comme on avait reconnu la présence d'un kyste volumineux de l'ovaire, on fit, le 22 septembre, une première ponction à gauche, donnant issue à

---

(1) Cette opération a été relatée par le Dr F. Mendini, qui en a fait le sujet de sa thèse inaugurale à Pavie, en 1860.

12 litres, au moins, d'un liquide gluant, semblable à du miel, par sa couleur et sa densité.

Malgré cette ponction, le volume de l'abdomen resta égal à celui d'une femme enceinte de cinq mois.

Huit jours plus tard, on fait une seconde paracentèse du côté opposé (à droite), mais sans obtenir de liquide; répétée dans un point différent et peu éloigné, on obtient alors un litre d'un liquide semblable à de la colle d'amidon filante, et une petite diminution de volume du ventre, lequel, au bout de deux mois, revient au volume pathologique qu'il avait avant la première ponction. C'est alors qu'elle est admise dans la clinique de chirurgie.

L'examen nous fait reconnaître également un kyste de l'ovaire, divisé en deux tumeurs, une droite et une gauche, d'un volume considérable. La malade souffre davantage couchée que dans la station verticale ; elle se plaint surtout du volume et du poids de son ventre, qui, dans sa plus grande circonférence, mesure 109 centimètres.

L'appendice xyphoïde est proéminent, repoussé en avant formant un angle de 60 degrés.

Le 3 décembre, la circonférence de l'abdomen a encore augmenté et mesure 112 centimètres. Les jambes commencent à devenir œdémateuses.

Le 11 décembre, la circonférence abdominale égale 114 centimètres. On fait une ponction sur la ligne blanche, à trois travers de doigt au-dessous du nombril, qui donne issue à 11 litres d'un liquide ayant les apparences de l'huile d'olive. Malgré cette opération, le volume reste presque le même ; mais on peut mieux reconnaître par la palpation les inégalités et l'élasticité rénitente du kyste.

Le 15 janvier 1859, l'enflure a repris ses dimensions primitives (114 centimètres). L'œdème des membres inférieurs est augmenté ; la malade se plaint beaucoup de la gêne qu'elle éprouve, ne pouvant trouver une position qui lui permette de dormir ou de respirer facilement.

Le 27 janvier, nouvelle (et quatrième) paracentèse, donnant issue à 11 litres et demi de liquide encore semblable à de l'huile.

Le 24 mars, les souffrances sont telles que la malade réclame d'elle-même l'ovariotomie, proposée dès son entrée dans la clinique.

Les dimensions du ventre sont aujourd'hui de 65 centimètres, d'une épine iliaque antérieure à l'autre ; de l'appendice xyphoïde au pubis, 71 centimètres ; du nombril à l'épine iliaque antérieure et supérieure droite, 34 centimètres ; à la gauche, 40 centimètres. La circonférence abdominale totale, au niveau du nombril, 130 centimètres.

Nous procédons à l'opération le 26 mars 1859, vers onze heures, en présence de la plupart des professeurs de la Faculté, des élèves et docteurs de la ville, car c'est la première ovariotomie exécutée en Italie.

La vessie est vidée ; puis je pratique une incision de 10 centimètres, à partir du nombril, sur la ligne blanche, pénétrant couches par couches dans la cavité abdominale.

La tumeur est à découvert : la main, introduite par l'incision, trouve à droite et à gauche des adhérences facilement lacérées. J'agrandis alors l'incision, jusqu'à un travers de doigt du pubis, et, en haut, de 10 à 12 centimètres au-dessus du nombril.

La tumeur étant trop volumineuse pour sortir par cette large incision, on la ponctionne avec un gros trois-quart en plusieurs points sans rien obtenir, vu que la consistance épaisse et gluante comme gélatineuse, du liquide, l'empêche de sortir.

J'introduisis alors ma main droite dans le fond du petit bassin, la glissant sur la face antérieure, puis au-dessous de la tumeur; je pus ainsi la soulever et en amener dehors toute la moitié inférieure. La partie supérieure du kyste put être dégagée facilement de la cavité abdominale, n'étant retenue par aucune adhérence.

Cette immense tumeur une fois sortie du ventre, et soutenue par plusieurs aides, on vit qu'un pédicule, du volume du doigt, la reliait d'une part à l'ovaire droit, et que, de ce point pour aller à la tumeur, il envoyait une expansion membraneuse mince qui s'y étalait en forme d'éventail. Cette membrane fut incisée par deux coups de ciseaux, puis le pédicule, après avoir été transpercé en son milieu par une aiguille armée de deux forts cordonnets de soie, fut étreint fortement entre deux ligatures.

On enlève alors le kyste en sectionnant le pédicule au-dessus de la double ligature, dont les chefs sont placés vers le pubis. On absterge ensuite la cavité abdominale de la petite quantité de sang qu'elle contenait, et on réunit les deux lèvres de la plaie par six aiguilles d'argent qui traversent le péritoine, et autant de points de suture ne comprenant que les couches superficielles. Le pédicule est fixé en bas par le dernier point de suture.

On applique un bandage de corps, maintenant des compresses trempées dans une infusion d'arnica.

La malade, non chloroformée, a supporté l'opération sans défaillances, quoique, un quart d'heure après, elle fût très-faible et eut besoin d'être aspergée un peu d'eau froide.

Rapportée dans son lit vers midi, elle éprouve, un quart d'heure après, des envies de vomir passagères. Le soir, elle est mieux ; moins faible, assez gaie, son pouls très-variable, étant tantôt à 107, ou à 116, ou à 125. Vers minuit, elle se plaint de douleurs abdominales.

Deuxième jour. Le pouls, plus soutenu qu'hier, à 106. Elle est couchée toujours sur le côté droit, et, dans cette attitude, son ventre ressemble, quoique bandé, à une *immense vessie à demi vide.* Les douleurs éprouvées actuellement par la malade lui semblent moins fortes que celles ressenties autrefois : pas de nausées ni vomissements. Le soir, le pouls est à 112.

Troisième jour. La malade n'a pas de fièvre de réaction, elle a un peu reposé la nuit. Le ventre donne un peu de résonnance à la percussion, sans être ni ballonné ni sensible à la pression. Le pouls est à 126. La malade se plaint par moments d'éprouver des coliques : elle se tourne seule, tantôt sur le côté gauche, tantôt sur le côté droit. Nausées vers le soir.

Troisième jour. Grande faiblesse ce matin, avec quelques envies de vomir ; pas de chaleur à la peau ; langue humide ; pouls 112-120 ; — Douleurs de ventre du côté droit, sur lequel la malade se couche de préférence ; sensibilité avec un peu de tympanite de l'abdomen. Vers neuf heures du soir, la malade se sent mieux ; elle est plus gaie. Prise d'une fausse envie d'aller à la selle, elle voudrait se lever. — On administre un lavement émollient.

Quatrième jour. Le sommeil a été interrompu par de fréquentes envies de vomir, même sans rien prendre. Il y a quelques secousses de hoquet ; le météorisme a un peu augmenté ; les douleurs sont ressenties plus vivement vers la vessie que dans les autres parties du ventre. La malade réclame l'aide d'une sonde, qui permet d'évacuer une grande quantité d'urine.

A quatre heures après midi, je la trouve très-faible, pleine d'anxiété, avec la peau chaude, en pleine fièvre de réaction ; le pouls est plus fort, à 115-130.

J'ordonne une onction avec l'onguent napolitain sur tout le ventre, que l'on recouvre ensuite d'une couche de glace pilée retenue entre deux linges.

Vers sept heures du soir, une selle liquide spontanée, un peu fétide, suivie, deux heures après, d'une légère amélioration de la malade.

Cinquième jour. Nuit agitée avec intervalles de sommeil ; deux selles spontanées, diarrhéiques. Vers cinq heures du matin, la malade prend, sur sa demande, un peu de café et de pain. Une heure après, je la trouve avec le pouls à 104 ; le ventre moins météorisé, supportant dans toute son étendue une pression modérée ; il est flasque et pendant du côté où est couchée la malade.

A sept heures, le pouls n'a plus que 96. — A dix heures, la malade ressent une grande chaleur interne, des douleurs dans tout le corps, surtout à l'épine dorsale ; elle se couche maintenant plutôt sur le côté gauche.

On réapplique de la glace pilée sur le ventre pendant une

heure ; puis on supprime à cause de la vive sensationde de froid
général qu'éprouve la malade.

De quatre à huit heures du soir, augmentation de la chaleur
de la peau ; pouls à 108 ; le ventre supporte une pression modérée ; une selle liquide, quelques envies de vomir.

A dix heures du soir, la malade gémit beaucoup : on trouve
au niveau de l'avant-dernier point de suture en bas un pertuis,
par lequel sort un liquide couleur de café noir un peu fétide.
—Une pilule d'un centigramme de morphine.

Sixième jour. Ce matin, à la visite, la malade dit avoir
passé une excellente nuit avec rêves agréables : physionomie
bonne, chaleur naturelle, pouls 110. Deux vomissements au
moment de notre interrogatoire.

A dix heures du soir, je puis facilement et sans douleurs
comprimer le ventre pour faciliter la sortie du liquide brunâtre
qui y est contenu. Elle me réclame de la morphine, se sentant
capable d'aller en chercher, si je la lui refusais.

Septième jour. Sommeil interrompu par des douleurs vives,
des brûlures vers la région mammaire droite. Je trouve la malade assoupie, avec des contractions spasmodiques de temps à
autre, aux commissures des lèvres et au front. Elle continue
à se plaindre de brûlures dans le ventre : pouls à 112, teinte
terreuse de la peau. — Plaie cicatrisée ; les sutures sont en-
levées, et remplacées par des bandelettes de sparadrap.

De huit heures à dix heures du soir, elle va mieux, est plus
gaie, plaisante même ; elle a une selle avec des vents. Je puis
presser sur le ventre sans causer de douleurs ; il reste souple,

et permet à la malade de rester couchée sur le côté. — Une pilule de morphine 0,01.

Huitième jour. La malade a dormi plusieurs heures ; physionomie bonne ce matin, une selle en diarrhée jaune verdâtre : elle ne se plaint plus de douleurs ; à peine quelques envies de vomir ; pouls à 115-120, chaleur modérée, la langue reste toujours humide comme auparavant ; on peut exercer une pression forte sur le ventre sans amener de douleurs.

A huit heures du soir, la malade se félicite de sa bonne journée ; elle est toujours couchée sur le côté, tantôt droit, tantôt gauche, ne se plaint d'aucune douleur. L'abdomen est flasque, sans météorisme ; il y a eu encore plusieurs selles dans la journée.

Neuvième jour. Nuit assez bonne, pas de vomissements, une selle, pas de douleurs au ventre, mais bien dans le reste du corps. Pendant la journée, il y a de la somnolence, la respiration s'accélère et devient tout à fait supérieure, le pouls soutenu est à 115-120, la malade se plaint de faiblesse ; son ventre reste souple et indolore. Par la pression, il sort par la partie inférieure de la plaie une cuillerée de matière gélatineuse gris cendré.

Onzième jour. La nuit a été agitée, tendances aux vomissements. Vers le matin, la malade est bien, même gaie, mais elle se plaint de douleurs générales, elle est fatiguée de rester couchée, l'émission de l'urine est accompagnée de sensations de brûlure.

Douzième jour. Etat général assez satisfaisant. Le ventre est tout à fait indolore, mais la malade est tourmentée par un *ténesme vésical* très-douloureux.

Treizième jour. Plaintes vives de douleurs générales avec anxiété et selles fétides; physionomie abattue; pouls 120-126; un moment à 144 : quarante respirations par minute. La vulve est couverte d'une *membrane dipthérique* qui s'étend au méat urinaire.

Quatorzième jour. Nuit agitée, plusieurs selles liquides avec ténesme douloureux de l'anus et de la vessie. Les ligatures tombent toutes.

Quinzième jour. Nuit plus calme, interrompue seulement par le ténesme vésical et anal; pouls 108-112; quelques vomissements.

Seizième jour. La nuit a été tranquille : vomissements dans la journée. — Le soir grande faiblesse, pouls à 120, — continuation du ténesme vésical. La malade prend un verre de vin de Chypre avec plaisir.

Par l'angle inférieur de la plaie il sort des *matières fécales*.

Dix-septième jour. La nuit a été tranquille, mais la faiblesse est augmentée. Le vin de Chypre est pris avec plaisir : moins de ténesme vésical, langue bonne. Le décubitus dorsal est préféré depuis hier. Pendant le sommeil, les contractions de la face revêtent les apparences du rire sardonique ; la malade tombe dans le marasme.

Dix-huitième jour. Ténesme vésical, diarrhée, même facies. L'inclinaison du corps à gauche et à droite fait sortir, par l'angle inférieur de la plaie, des matières fécales pâteuses : pas de douleurs dans le ventre.

Vingtième jour. L'émaciation progresse : sommeil les yeux entr'ouverts, nez froid, plaintes et gémissements, douleurs en urinant et vers la plaie, surtout lors du passage des matières fécales. La malade prend encore avec plaisir du Chypre, du café, du bouillon.

Vingt et unième jour. Affaissement considérable, pouls filiforme. La malade meurt à trois heures après midi, ayant conservé l'intégrité de son intelligence.

Autopsie.

Les viscères adhèrent aux parois antérieures du ventre et entre eux, excepté dans les régions sus-pubiennes, iliaques droites et gauches, et le long du côlon ascendant où il existe des exsudats épais et englobant des *matières fécales, réunies sous forme d'une vaste poche*. Tous les viscères abdominaux, et surtout l'intestin, sont soudés ensemble, par des dépôts fibrineux très-résistants surtout en certains points. Les intestins flasques, contenant peu de matières, présentent une multitude de *perforations*, qui vont depuis la grosseur d'un pois, jusqu'à présenter une perte de substance grande comme une pièce de 50 centimes. Les bords de ces ulcérations sont rouges et renversés en dehors. La muqueuse intestinale est pâle, excepté celle du cœcum et du côlon ascendant, qui prend les apparences propres de la dyssenterie au premier degré. On trouve un point gangréneux de la grosseur d'un haricot dans le côlon ascendant. Les reins sont anémiques, hypertrophiés. La membrane muqueuse des organes génito-urinaires, recouverte d'une exsudation jaune grisâtre peu adhérente, est facilement réduite en putrilage. — L'utérus adhère à la vessie, dévié à gauche, et recouvert d'exsudations fibrineuses et de matières fécales. — La trompe et le ligament large du côté droit sont adhérents à l'angle inférieur de la plaie, pas d'ovaire de ce côté. — Les artères et veines comprises dans la ligature présentent un volume double de celui du côté gauche, et sont obturées par des caillots solides. On trouve encore un vaste abcès de la largeur de la paume de la main, creusé sur la surface convexe du foie qui est en outre soudé au diaphragme par des exsudations fibrineuses, qui forment les parois de l'abcès.

Une collection purulente semblable est trouvée derrière la rate.

La tumeur, composée d'une infinité de kystes de différente grandeur, sans masses solides, pesait 50 livres (25 kilogrammes).—M. le Dr Brunetti, professeur d'anatomie pathologique, en a fait une belle préparation sèche, qui se conserve dans le musée pathologique de la Faculté.

KYSTE MULTILOCULAIRE DE L'OVAIRE
OVARIOTOMIE
MORT LE SEPTIÈME JOUR

Angela F......, 40 ans, de petite taille, mariée, depuis treize ans, à un négociant de Vérone, a eu un premier enfant en 1850, un second en 1853, un troisième en 1857.

Dans l'année 1858, son ventre a commencé à grossir ; elle crut être enceinte, ses règles ayant cessé. Au bout de neuf mois, n'étant pas accouchée et l'abdomen augmentant toujours, elle appelle le Dr Gelmi, chirurgien en chef de l'hôpital de Vérone, qui reconnut un kyste multiloculaire de l'ovaire.

La malade ressentait quelques douleurs vives, passagères, dans le ventre, dont le volume, en 1859, l'empêchait déjà de s'occuper de son ménage, et l'obligeait de rester étendue toute la journée dans un fauteuil. Depuis le commencement de la maladie, il y avait, de temps à autre, des vomissements durant deux à trois jours.

Appelé en consultation, je vis cette malade le 3 septembre 1860. Le volume de l'abdomen était énorme; il mesurait, de l'appendice xyphoïde au nombril, quarante-six centimètres, et trente-six centimètres du nombril au pubis. Sa circonférence était, au niveau du nombril, d'un mètre quarante-quatre centimètres. L'état général était assez satisfaisant, les forces en assez bon état.

Le résultat de la consultation fut d'opérer.

Au bout de quinze jours, la malade, qui avait d'abord hésité, souffrant davantage, et convaincue de l'impuissance de toute espèce de remèdes, se décide, pleine de courage, à se faire opérer.

Je me rendis à Vérone le 18 septembre, accompagné du Dʳ Pastorello, professeur d'accouchement à l'université de Padoue et du Dʳ Vecelli, alors mon chef de clinique. L'opération fut pratiquée à onze heures, avec l'assistance des Dʳˢ Gelmi, Scudellari, Massedaglia, Scaramazza, etc.

Je fis une incision de 8 centimètres à partir du nombril vers le pubis, sur la ligne blanche, pénétrant dans la cavité abdominale couches par couches, sans sonde cannelée. La main, introduite par cette incision, trouve, à droite et à gauche, des adhérences qui se laissent facilement rompre. On prolonge alors l'incision, au moyen d'un bistouri boutonné, jusqu'au pubis : J'introduis de nouveau la main et je trouve encore des adhérences étendues, à droite et à gauche, que je romps également sans efforts. La tumeur étant trop volumineuse pour passer par la plaie, elle est ponctionnée avec un gros trois-quarts *ad hoc*, mais il ne s'écoule pas de liquide. Une longue et profonde incision y est faite avec le bistouri, et il s'écoule alors, par des pressions latérales, *neuf bassins* d'un liquide grisâtre, très-gluant, semblable en tout point à de l'empois. Malgré cette évacuation, la tumeur ne peut pas encore sortir par la plaie : celle-ci est prolongée en haut de 12 à 14 centimètres, et alors, plongeant les deux bras dans l'abdomen jusqu'au fond du petit bassin, je saisis entre mes deux mains la tumeur, qui, fort heureusement, n'y avait pas contracté d'adhérences, et, la soulevant, je l'amène au dehors. Dans cette manœuvre, la partie inférieure, déjà hors du ventre, entraîna facilement, par son propre poids, la portion supérieure de la tumeur à laquelle adhéraient quelques anses intestinales qui furent facilement séparées.

La sortie de cette masse énorme, lisse, élastique, nécessita le secours actif de plusieurs aides, afin de la soutenir et la diriger doucement vers le côté droit de la malade, et mettre le pédicule en vue. Celui-ci, bref et gros, tenait au côté gauche, et envoyait une membrane, en forme d'éventail, laquelle contenait de grosses veines et fut sectionnée. Le pédicule fut traversé avec une aiguille pourvue d'un double lien en soie, puis étreint des deux côtés et sectionné, tout près de la tumeur.

Des pressions prolongées furent exercées sur les parois très-relâchées du ventre, afin d'en faire sortir tout le liquide sanguinolent et gluant qui s'y trouvait. La suture de la plaie, faite au moyen de dix-huit épingles, comprenait le péritoine : le bout des deux ligatures fut placé dans l'angle inférieur. Un large morceau d'ouate fut étalé sur le ventre et maintenu par un bandage de corps.

La malade, qui ne fut pas anesthésiée, supporta très-courageusement, et sans syncope l'opération.

Cette ovariotomie fut suivie des symptômes d'une péritonite

de médiocre intensité, à laquelle cependant là malade succomba le huitième jour.

L'autopsie montra les intestins couverts d'une exsudation fibrineuse qui les reliait ensemble. La plaie, sauf une très-petite portion de ses deux extrémités, était réunie.

La tumeur, composée d'une multitude de kystes de différentes grosseurs, pesait, y compris le liquide écoulé pendant l'opération, près de soixante-dix livres (35 kilog.). Elle est conservée dans le musée pathologique de Padoue.

RÉSECTIONS DU GENOU

7.

RÉSECTIONS DU GENOU

—

TUMEUR BLANCHE DU GENOU — RÉSECTION
GUÉRISON

L... (Joseph), âgé de 9 ans, fils d'un ouvrier, habitant à Lisiéra, dans la province de Vicence, de constitution délicate, très-vif, tombe d'un arbre au printemps de l'année 1864, et se fait au genou droit une contusion, qui, négligée, fut cause d'une inflammation chronique.

Le 17 novembre de la même année, ses parents l'ayant conduit à ma clinique, je reconnus l'existence d'une tumeur blanche, dont la circonférence était de 38 centimètres, celle du genou sain n'étant que de 23 centimètres. Le membre était fléchi presque à angle droit.

Du 18 novembre suivant, jusqu'au 13 décembre, on pratiqua la compression digitale de la fémorale, chaque jour de six à huit heures, ce qui fit diminuer de 2 centimètres le volume du genou malade, et en même temps sa flexion.

Le 13 décembre, on pratiqua l'extension forcée du membre, le malade étant éthérisé, puis on appliqua un appareil amidonné.

Le 31 décembre, les parents du petit malade, venus pour le visiter, le voyant se promener avec des béquilles, la jambe en parfaite extension dans l'appareil, voulurent à tout prix le reconduire à la maison, promettant de nous l'amener de temps à autre.

Le 22 février 1865, on nous ramena le petit malade *sans appareil*, ayant son genou dans un état pis qu'auparavant : un abcès s'était formé au côté interne de l'articulation.

On réappliqua de suite l'appareil inamovible, et l'on donna intérieurement le fer avec le phosphate de chaux.

Le 28 avril, on ôte l'appareil pour reconnaître l'état du genou, qu'on soupçonnait avoir empiré, attendu que la santé générale du malade s'était, dans les quinze derniers jours, beaucoup détériorée.

On trouve le genou en très-mauvaise condition : il s'est formé, au côté externe, un second abcès, qui s'étend *jusqu'au trochanter*.

Cet abcès ayant été incisé, les symptômes généraux devinrent encore plus graves, le dépérissement augmenta tous les jours, et la fièvre hectique menaça si sérieusement la vie du malade qu'il n'y eut plus de doutes sur la nécessité absolue de faire l'amputation de la jambe ou la résection du genou.

Le 9 mai, je me décide pour cette dernière : une incision en forme de H et la section des ligaments nous ouvrent l'articulation :

on trouve toutes les surfaces articulaires, du fémur, du tibia et de la rotule couvertes d'une pseudo-membrane fongueuse, épaisse, de couleur cendrée, les cartilages détruits, les épiphyses ramollies. — On enlève d'abord la rotule, puis on résèque, à l'aide du *couteau*, l'extrémité du fémur, précisément aux limites de sa surface articulaire ; enfin, on enlève avec la scie la tête du tibia. En tout, 6 centimètres de longueur, environ 3 1/2 pour le fémur et 2 1/2 pour le tibia.

Après avoir attendu le temps nécessaire pour la cessation du suintement sanguin, on place un tube à drainage en travers dans le fond de la plaie, on amène la surface réséquée du tibia en parfait contact avec celle du fémur, on réunit les bords des deux plaies latérales et de la plaie transversale avec des points de suture ; enfin, on fixe par des bandes le membre dans l'appareil.

Cet appareil est composé de deux gouttières métalliques, bien matelassées, l'une pour le pied et la jambe, l'autre pour la cuisse ; présentant un écartement de cinq travers de doigt à la région poplitée, mais réunies à ce niveau pour ne former qu'une seule pièce, au moyen de deux arcs métalliques latéraux : de cette manière, le membre assujetti dans sa totalité à l'appareil est immobilisé, mais la partie correspondant à l'articulation opérée reste libre et accessible aux pansements.

Les suites de l'opération furent on ne peut plus heureuses ; il n'y eut point de réaction sensible : au *quatrième jour*, on coupe tous les points de suture, la plaie transversale est réunie par première intention, les deux plaies latérales le sont presque dans toute leur étendue. Par les deux extrémités du tube à drainage, il sort du pus, qui va tomber dans un petit bassin placé au-dessous du genou.

Comme les tours de bande qui enveloppent la cuisse sont très-imbibés de sérosité sanguinolente, on les arrose matin et soir avec de l'eau fortement créosotée pour en empêcher la corruption et pour ne point avoir à les changer, de peur de mouvoir le membre.

Sixième jour. Les bandes qui entourent la cuisse se sont durcies et forment comme un appareil amidonné. Le pouls qui, avant l'opération, était à 115-120 est maintenant à 100-104, chaleur toujours normale. — En embrassant avec les deux mains la cuisse toujours maintenue dans sa gouttière et en faisant de douces pressions, il sort du tube à drainage beaucoup de pus, provenant manifestement en grande partie du vaste abcès qui remontait jusqu'au grand trochanter.

Vingtième jour. Le malade est toujours gai : le genou est un peu enflé et a pris une *forme globuleuse*, parce qu'il n'est pas comprimé par les tours de bande, comme la cuisse et la jambe. Sur la cicatrice de la plaie transversale antérieure et sur les deux latérales se sont formées de très-petites exulcérations de forme circulaire ou ovoïde, d'aspect scrofuleux : il sort toujours beaucoup de pus en pressant la cuisse de haut en bas.

Soixantième jour. En pressant la cuisse il sort encore un mince jet de pus à côté du tube à drainage, que l'on *supprime aujourd'hui*. Les petits ulcères d'aspect scrofuleux persistent toujours.

Soixante-quinzième jour. On change le *premier* appareil. Le genou a conservé sa forme sphéroïdale : en haut et en bas de la région poplitée, on voit la dépression causée par les rebords des gouttières et des bandages qui ont entouré la cuisse et la jambe.

Un cal osseux s'est formé, mais n'est pas encore bien solide. En pressant la cuisse de haut en bas, on fait sortir par un petit pertuis externe, resté à la place du tube à drainage, un peu de pus. — On applique tout autour du membre un bandage de Scultet, puis on le place dans une gouttière cette fois d'une *seule pièce* et on l'y fixe par un bandage circulaire.

Quatre-vingt-quinzième jour. Depuis que le membre est bandé uniformément et assujetti à la gouttière continue, la forme globuleuse du genou a disparu et son aspect est parfait; les petits ulcères n'existent plus. En pressant la cuisse il ne sort plus de pus par le pertuis externe, mais seulement un peu de sérosité jaunâtre. Le malade se promène avec des béquilles ayant le membre toujours protégé par une gouttière poplitée.

Cent-treizième jour (31 août 1865). A cause de la clôture des cliniques, le malade est envoyé dans un autre service.

Reçu de nouveau dans le service clinique le 14 novembre, son état est très-satisfaisant; mais le cal osseux ne nous paraît pas encore assez solide pour permettre au petit malade de se servir de son membre sans une gouttière poplitée pour le protéger.

Craignant que, par son extrême vivacité, il ne s'expose à quelque danger si on lui permettait de retourner chez lui, nous avons gardé ce malade jusqu'au mois de juin (1866). Pendant tout ce temps, le membre opéré présente aux alentours du genou une légère éruption eczémateuse qui amena même une fois un érysipèle fugace, étendu à toute la jambe.

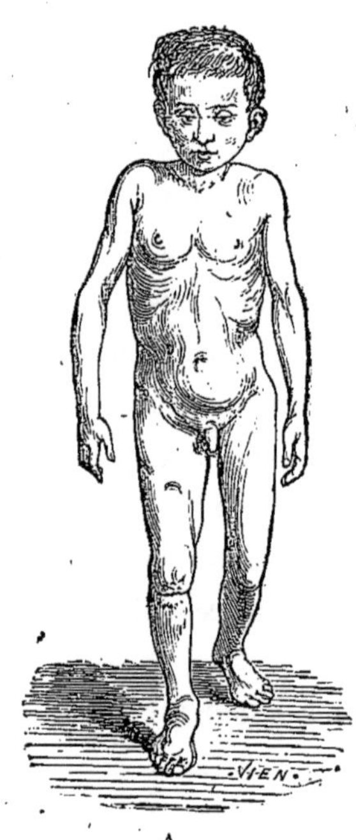

A

La photographie de ce sujet reproduite par les gravures A, B, C, a été prise au mois de janvier de l'année 1867. Cet enfant, dont la constitution avant l'opération, était délabrée, misérable, se présente actuellement sous les plus belles apparences de force et de santé.

La forme de son membre est régulière. Il n'a besoin que d'un

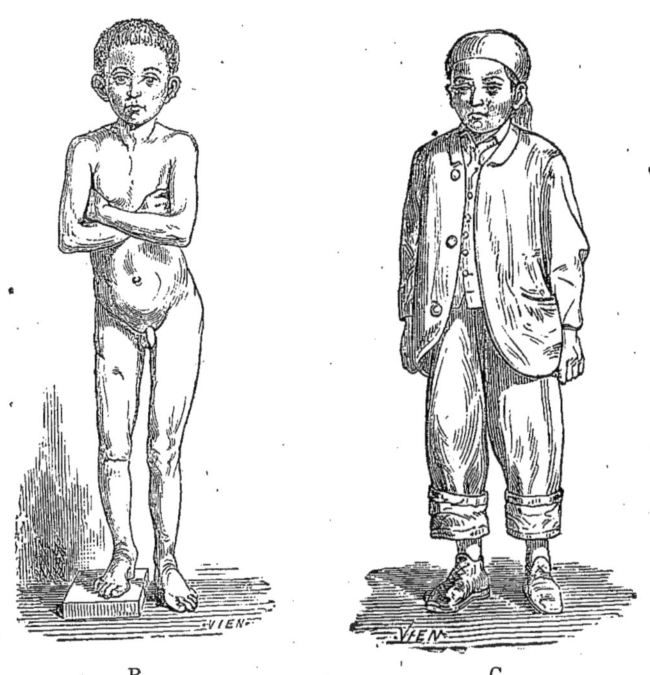

B   C

soulier dont la semelle n'a pas plus d'un travers de doigt d'épaisseur. Il marche, il court, et peut faire à pied plusieurs kilomètres sans gêne ni douleur. Son bassin est remarquablement *incliné en bas* du côté du membre opéré : il n'y a pas de différence appréciable dans la nutrition et le développement des deux membres.

ÉROSION DES CARTILAGES DU GENOU
RÉSECTION — GUÉRISON

J. R..., paysan des environs de Padoue, âgé de 25 ans, brun,
d'une constitution robuste, de tempérament bilieux, commença
à ressentir, dans l'année 1861, sans cause appréciable, des douleurs au genou gauche. Malgré l'usage des sources thermales
d'Abano, des vésicatoires, des cautères et du repos prolongé,
elles augmentèrent, chaque année, de plus en plus, amenant une
flexion du genou, mettant le malade dans l'impossibilité de s'a-
donner à aucune occupation et lui rendant même la vie à
charge.

Lors de son entrée à ma clinique, le 10 juin 1865, sa jambe
gauche était en demi-flexion, le genou malade un peu plus gros
que le sain, et déformé par suite d'une semi-luxation du tibia
en arrière et en dehors, avec proéminence exagérée du condyle
interne du fémur. Les téguments étaient de couleur normale, un
peu épaissis et durs. On pouvait assez bien distinguer les limites
de la rotule, qui était immobile, mais sans qu'on put reconnaître si cela provenait de la flexion de la jambe ou de sa soudure
aux condyles. Le moindre mouvement causait des douleurs
atroces.

On soupçonna qu'il y avait érosion des cartilages; et une exploration exacte, faite pendant l'anesthésie, ne laissa plus de doute.

L'extension forcée de la jambe, avec appareil inamovible, les narcotiques à haute dose, soit à l'intérieur, soit par injections hypodermiques, l'iodure de potassium, etc., employés pendant 34 jours, n'ayant produit aucune amélioration, les douleurs étant si violentes que le malade priait qu'on lui coupât la cuisse, nous nous décidâmes à pratiquer la résection du genou.

L'opération fut exécutée le 14 du mois de juillet par une incision en forme de H, le malade étant éthérisé. Après avoir disséqué le lambeau rotulien, coupé les ligaments, fléchi fortement la jambe et mis à découvert ainsi la surface articulaire du fémur et du tibia, on la trouva, dans toute son étendue, dépourvue de cartilages, légèrement raboteuse, très-dure, et parsemée, tout autour, de végétations osseuses. La rotule était tout à fait saine, on la laissa. On réséqua, avec la scie, d'abord les condyles du fémur, puis la tête du tibia, en y comprenant l'articulation du péroné. Pendant la section du tibia, on ouvrit, dans son épaisseur, une excavation à parois nues, qui aurait pu contenir une noix, sans trace de séquestre ni matière purulente ou tuberculeuse.

Les portions d'os réséquées ont une longueur de dix centimètres, fémur et tibia réunis.

La surface de résection du fémur était moins étendue que celle du tibia, de sorte que, quand on rapprocha l'une de l'autre ces parties dans la direction convenable, la partie sectionnée du tibia *débordait tout autour celle du fémur de 3 à 4 millimètres.* On plaça dans le fond de la plaie un tube à drainage, et l'on réunit très-exactement, avec des points de suture, la plaie transversale et les deux latérales ; puis on plaça le membre dans un appareil semblable à celui dont on s'était servi sur le malade de l'observation précédente.

Deuxième jour. Le malade a passé une bonne nuit, est très-content de son état, ne sentant plus ses douleurs. La réaction est pleinement développée au soir, avec température élevée, céphalalgie, pouls, 130.

Troisième jour. La fièvre est tombée ; point de céphalalgie, chaleur presque normale ; pouls, 120. — On ôte tous les points de suture ; les plaies transversale et latérales, dans toute leur étendue, sont parfaitement cicatrisées, sauf près des points d'émergence du tube à drainage, d'où il sort un peu de pus.

Du quatrième au septième jour, pouls, 104, 103, 92, 80 : sortie de peu de pus à côté d'un des bouts du tube à drainage, que l'on *supprime* le huitième jour.

Quinzième jour. Depuis l'enlèvement du tube il n'est sorti que très-peu de pus par les deux ouvertures. L'état général du malade et celui du genou sont on ne peut plus satisfaisants.

Vingt-cinquième jour. Le genou est un peu enflé et chaud ; la température générale un peu élevée ; pouls, 98-104. — Craignant que du pus ne soit retenu dans l'intérieur de la plaie et qu'il n'y ait un commencement d'étranglement causé par la bande qui assujettit la cuisse à la gouttière fémorale, on change le *premier* appareil en le remplaçant par un bandage de Scultet et une gouttière *continue*, dans laquelle on fixe le membre moyennant une bande roulée, qui du pied s'étend à la racine de la cuisse. En ôtant le premier appareil, on trouva qu'au côté externe du genou, sous le bord de la bande qui entourait la jambe, il existait un abcès, duquel on fit sortir une petite cuillerée de matière purulente.

Du vingt-cinquième au quarante-cinquième jour, on a fait sortir, à chaque médication, du pus par l'ouverture susmentionnée : la jambe continue à être un peu œdémateuse ; le pouls donne de 100 à 108 pulsations. La plaie transversale et les deux latérales sont parfaitement fermées et leurs cicatrices à peine visibles.

Le 31 août (46° jour), à cause des vacances, le malade a passé dans un autre service, où il fut traité, jusqu'au 13 novembre suivant, avec les soins les plus assidus. Dans ce laps de temps, il se forma au côté interne du genou un *second* abcès, qui fut incisé.

Le 14 novembre, c'est-à-dire précisément quatre mois après l'opération, le malade est de nouveau reçu dans ma clinique. Son état général était assez satisfaisant, et le cal osseux avait quelque résistance.

Au côté externe du genou, à la place du second abcès, il restait une fistule donnant encore du pus : A son côté externe existait aussi toujours l'ouverture de l'abcès *primitif* qui était un peu élargie, et, ce qui nous étonna, c'est que, de son milieu, proéminait une *saillie osseuse arrondie*, du volume d'une petite noix, couverte de bourgeons charnus, saillie qui n'était autre chose qu'une portion du rebord osseux dénudé, de la surface de résection du tibia.

L'aspect du genou malade, sauf cette saillie osseuse bourgeonnante, était presque normal et différait très-peu de celui du genou sain, surtout à cause de la présence de la rotule.

8.

A la fin du mois *de décembre*, il se forma dans le creux poplité un nouvel abcès, qui donna issue à une petite portion nécrosée de la marge d'une des surfaces réséquées.

Dès le *mois d'avril 1866*, le malade commença à se promener

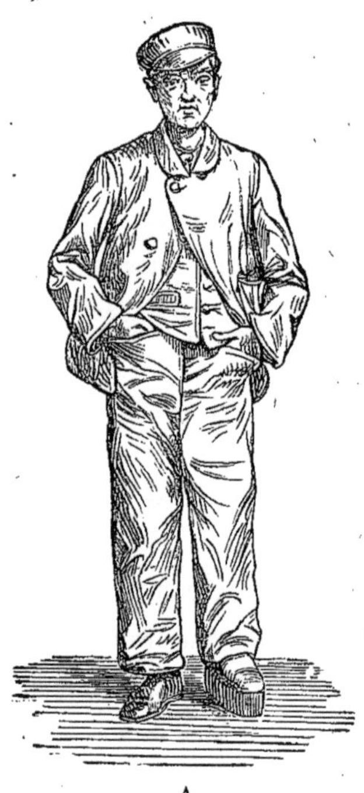

A

dans la cour de l'hôpital, ayant la jambe toujours assujettie dans une gouttière poplitée : pendant tout ce temps, on eut soin, dans le pansement quotidien, de comprimer la cuisse de haut en bas pour en faire sortir le pus par les deux petites fistules qui restaient, l'une au côté *externe*, l'autre au côté *interne* du genou.

Avant la sortie définitive du malade, au mois *de juin* suivant, les sinus fistuleux étaient fermés, et la *saillie osseuse cicatrisée.*

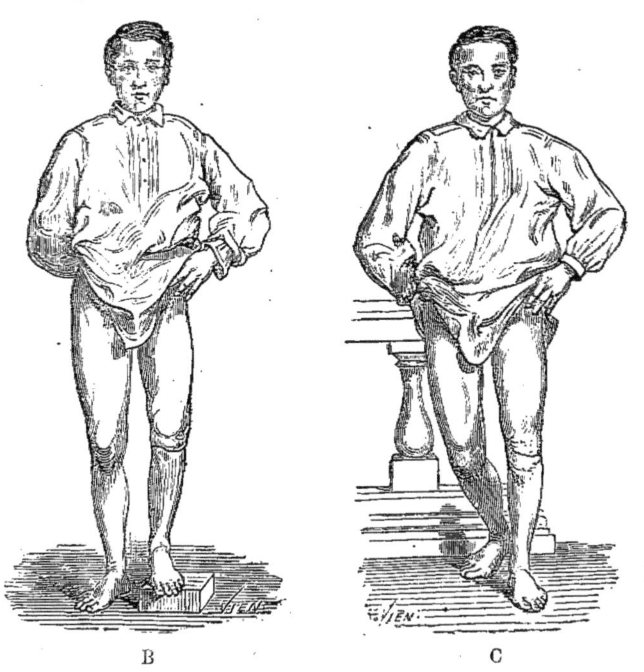

La rotule est libre et obéit à la contraction du triceps crural.

De retour chez lui, le malade se sert facilement de son membre et vient tous les jours en ville à pas accéléré, portant seulement à sa chaussure gauche une semelle haute de trois travers de doigt (A).

On peut voir par les gravures A, B, C, qui sont une copie exacte des trois photographies du malade, combien est belle l'apparence du membre opéré.

NÉVRALGIE

NÉVRALGIE

NÉVRALGIE ATROCE DE LA LANGUE
EXCISION DU NERF LINGUAL — GUÉRISON

Parmi les névralgies des branches de la cinquième paire, celle qui affecte isolément le nerf lingual est une des moins fréquentes, et des médecins d'une longue pratique n'en ont pas vu d'exemple : aussi la science ne possède jusqu'à présent que très-peu d'observations d'*excision* du nerf lingual contre sa névralgie.

Cette opération, qui manquait dans les *Traités de Médecine opératoire*, vient d'y figurer pour la première fois dans la deuxième édition du *Traité* de M. Sédillot (1866).

On sait que M. Roser (1) a, le premier, pratiqué en 1855,

---

(1) *Archiv. für physiologische Steilkunde*, v. Vievovdt, 1855

cette opération contre une névralgie de la langue, fendant la joue jusqu'à la branche montante du maxillaire inférieur pour parvenir au nerf lingual.

M. Michel (de Strasbourg) (1) a publié, en 1857, une très-belle observation d'*excision* du nerf lingual par le plancher de la bouche, opération pratiquée depuis, selon ce même procédé, par M. Bœckel.

Déjà en 1850, M. Hilton (2) eut l'heureuse idée de *sectionner* par le plancher de la bouche le nerf lingual pour remédier aux souffrances d'un malade affecté de cancer de la langue. M. Moore (3), de l'hôpital de Middlessex, a répété il y a peu d'années la même opération en sectionnant le nerf lorsqu'il est encore appuyé sur la branche montante du maxillaire inférieur, combinant cette opération avec la ligature de l'artère linguale du même côté.

Ayant eu nous-même l'occasion d'exciser ce nerf pour une névralgie, nous croyons intéressant de publier l'observation suivante :

Piva M..., de la ville de Legnago, âgée de 64 ans, mère de douze enfants, se présenta à notre consultation le 18 novembre 1862, demandant conseil pour des douleurs qu'elle ressentait par accès dans la bouche et à la mâchoire inférieure et surtout lorsqu'elle mangeait.

---

(1) *Gazette médicale* de Strasbourg. Novembre 1857.
(2) *Guy's Hospital Report*, vol. VII, 1re série 1850.
(3) Holmes, *A system of Surgery*, vol. III p., 915.

Les renseignements fournis par cette malade sont remplis de confusion.

Elle fait remonter l'origine de ses souffrances à une année environ, justement après une fluxion de la joue droite, qui avait été suivie d'un abcès dans la bouche qui fut incisé. Nous ne trouvons, après un examen minutieux, aucune altération appréciable des régions signalées douloureuses.

On diagnostique une névralgie, mais sans même pouvoir déterminer son véritable siége, soit au nerf lingual, soit au dentaire inférieur, la malade ne nous désignant aucun point douloureux limité, que l'exploration ne découvre pas non plus.

Nous engageons cette femme à rester à la clinique ; et, dès son entrée, nous fîmes une injection de sulfate d'atropine sous la muqueuse buccale. Les symptômes d'atropisme se manifestèrent bientôt à un degré assez marqué, et la malade se trouva pendant les premiers jours considérablement soulagée.

Une semaine après, les douleurs ayant repris leur intensité primitive, nous voulûmes faire une seconde injection ; mais la malade s'y refusa opiniâtrément, nous disant qu'elle n'était pas venue pour rester à la Clinique.

Retournée chez elle, ses douleurs continuèrent plus ou moins pendant toute l'année 1863 et devinrent plus violentes encore au commencement de 1864. Les injections d'atropine employées chez elle, de nouveau, l'ustion de l'oreille et beaucoup d'autres remèdes restèrent inefficaces.

Le 24 avril 1864, la malade, accompagnée d'une lettre du Dr Maggioni, son médecin, revint à la Clinique pour y rester. Cette fois elle nous décrit ses souffrances très-différemment. En effet, elle n'était, pour ainsi dire, préoccupée que d'une seule chose : c'était de nous persuader que toutes ses douleurs provenaient d'une bride située au-dessous de sa langue, qui, en gênant ses mouvements, lui causait toutes ses douleurs. Aussi tirait-elle souvent la langue hors de la bouche, en tournant la pointe en haut, pour nous montrer cette bride, qu'elle touchait du doigt.

Il existait, en réalité, au côté gauche du frein un repli très-saillant de la muqueuse, tout à fait semblable à un second frein, mais ne pouvant empêcher en rien les mouvements de la langue.

Pour complaire à la malade, je coupai d'un coup de ciseaux assez profondément cette bride qui la préoccupait tant.

Après cette petite opération, toutes les douleurs cessèrent, à notre grand étonnement, ce qui nous fit croire qu'en effet, ce pli était le siége de la névralgie. La malade très-satisfaite quitta la Clinique le 20 mai 1864.

Elle se porta bien et ne ressentit pas la moindre douleur jusqu'au 28 janvier 1866 : ce jour-là il lui sembla que la moitié gauche de sa langue était épaissie, elle y ressentit un picotement étrange, et le jour suivant elle eut de la difficulté à manger et à parler. Deux jours après, à ces sensations particulières se joignit une douleur rongeante, s'étendant de la pointe de la langue à tout son côté gauche, jusqu'au pilier correspondant. Cette douleur arrivait et devenait de suite intolérable quand la malade mangeait, buvait, parlait, en un mot, à chaque mouvement de la langue.

Un état si pénible, persistant malgré l'usage de la morphine, des injections hypodermiques, etc., la malade se fit recevoir pour la *troisième* fois à la Clinique, le 9 mars 1866.

Ses souffrances étaient cruelles; elle passait les nuits sans trouver un instant de repos, elle fondait en larmes chaque fois que, pressée par la faim, elle devait prendre quelque peu d'aliments; et encore, pour pouvoir les avaler, elle donnait à sa tête des attitudes particulières, poussait avec beaucoup de précaution jusque dans l'arrière-gorge le bol alimentaire, qu'elle avait réduit en boulette, en lui faisant suivre le côté droit de la langue; puis elle élevait et fléchissait alors la tête en arrière très-brusquement pour le faire descendre. Pour boire, elle appliquait le bout de la langue au verre et l'y pressait avec la lèvre inférieure. Pendant le jour les douleurs étaient moins fortes que la nuit.

Du 9 mars jusqu'au 3 avril, l'opium, l'iodure de potassium, l'arsenic, la glace, l'acupuncture, l'anesthésie locale avec l'appareil de M. Richardson, l'électricité, etc., furent essayés, mais sans aucun succès.

Nous souvenant qu'en 1864, la simple incision de quelques millimètres, faite au-dessous de la pointe de la langue, où les douleurs paraissaient avoir eu uniquement leur siége, les avait fait cesser pendant l'espace de deux années environ, nous fîmes, le 3 avril, une incision, qui, cette fois, s'étendait le long de *tout le côté gauche de la langue* jusqu'au pilier.

La malade en éprouva un très-grand soulagement; elle put parler et manger sans souffrances, et passer ses nuits dans un sommeil restaurateur, de sorte que sa constitution, très-détériorée par les douleurs, le manque de nourriture et de repos, commença bientôt à s'améliorer sensiblement.

Malheureusement, cet amendement si heureux ne dura que quinze jours : la malade elle-même, sentant le fâcheux effet de la cicatrisation, nous demandait de l'empêcher. Les douleurs reparurent dès que l'incision fut cicatrisée, et le 21 avril elles étaient aussi fortes qu'auparavant, s'étendant même de la langue aux gencives et à l'articulation temporo-maxillaire.

Le 27 avril, la malade est en proie à des douleurs excessivement fortes, qui s'étendent à la joue, à l'oreille, à tout le côté gauche du cou ; elle se plaint d'affaiblissement de la vue et de diplopie.

Pour apaiser ses souffrances, on l'anesthésie avec l'éther plusieurs fois par jour.

Le 2 mai, la malade est plongée dans un profond affaiblissement, elle gémit et pleure continuellement, et, dans ses accès de désespoir, elle demande qu'on vienne à son secours de quelque manière que ce soit.

Je me décide à pratiquer la résection du nerf lingual.

Profitant d'un moment de calme, la malade est conduite à la salle d'opération : assise sur une chaise, sa tête est confiée à un aide qui la presse contre sa poitrine ; la bouche est ouverte autant que possible, l'angle droit des lèvres est tiré en arrière par le rétracteur de Luër ; la langue saisie par la pointe est tirée et maintenue par un aide en dehors, à droite et en haut. Je fais alors avec un petit couteau légèrement convexe une incision longue de 3 à 4 centimètres, partant au delà de la dernière molaire et s'étendant d'arrière en avant, un peu en dedans

vers le côté gauche de la langue dans la gouttière glosso-gin
givale. Cette incision commençait en arrière du pilier antérieur
du voile du palais qui, très-saillant, fut sectionné, afin d'arriver le
plus près possible du point où le nerf lingual contournant le bord
antérieur du ptérygoïdien interne se dirige en avant et horizon-
talement. On étanche à chaque coup de couteau le sang avec de
petites éponges fixées sur des tiges ; la plaie est creusée par des
incisions successives, un des bords tenu écarté par des pinces
déliées, jusqu'à ce que l'on arrive sur un cordon blanchâtre que
je reconnais pour le nerf lingual. Je le dissèque soigneusement
dans une étendue de deux centimètres ; puis, en le soulevant
un peu avec un crochet mousse, je le coupe d'abord vers sa racine, puis vers l'extrémité périphérique.

Dès que le nerf fut coupé, les douleurs cessèrent pour ne plus
reparaître. Le lendemain de l'opération, la malade parla et prit
ses aliments sans souffrances. Au troisième jour, il y eut un peu
d'enflure traumatique sous l'angle de la mâchoire du côté de la
plaie qui se cicatrisa au bout d'une semaine.

Le 13 mai, douze jours après l'opération, la malade, très-
satisfaite et très-reconnaissante, retournait chez elle en parfait
état de santé.

La portion du nerf réséqué est longue de 2 centimètres et
côtoyée par une petite portion du conduit Warthonien. Vers
une de ses extrémités, mon honorable Collègue, M. Vlacovich,
professeur d'anatomie, a reconnu au microscope la présence des
corpuscules nerveux du ganglion sous-lingual dont l'existence

8...

n'a pas été encore constatée par tous les anatomistes. La structure du nerf est normale.

Ayant demandé dernièrement à M. le Dr Maggioni, médecin de l'Opéra, des renseignements sur son état, j'ai reçu en réponse la lettre qui suit :

« Legnago, 24 août 1867.

» ..... La femme que vous avez opérée il y a bientôt seize mois s'est toujours portée depuis lors parfaitement bien, oubliant ses atroces souffrances et bénissant la main qui lui a redonné la santé. Elle accuse une sécrétion salivaire plus abondante qu'auparavant. J'ai trouvée cette secrétion très-alcaline.

» D'après vos désirs, j'ai piqué le côté gauche de sa langue avec une épingle; elle éprouva à peine une sensation douloureuse, tandis qu'elle ressent une douleur très-vive en piquant le côté droit. J'ai appliqué au côté opéré de l'extrait de quassia d'abord, puis du sucre sans que la personne eût la perception de la saveur respective de ces corps : le côté droit par contre reconnaît très-bien et de suite la différence de leur goût...

» J'ai l'honneur d'être, etc.

» Dr Evangéliste Maggioni. »

ATHÉROMES MULTIPLES

ATHÉROMES MULTIPLES

OBSERVATION D'ATHÉROMES MULTIPLES CRÉTACÉS DU SCROTUM

(Scrotum lapillosum.)

Quoiqu'il soit constaté que les tumeurs folliculaires du scrotum et des paupières subissent, plus souvent qu'ailleurs, la métamorphose calcaire; les observations détaillées d'*adhérences multiples crétacées* du scrotum ne sont rien moins que nombreuses.

Pour ma part, je ne connais que l'observation publiée en 1841, par M. Vogel (1) d'un scrotum sur lequel il a pu compter cent cinquante petites tumeurs calcaires. Virchow (2) aussi nous fait

---

(1) *Allgem. Zeitung für Chirurgie*, ecc., July, 1841.
(2) Virchow, *Die Krankhoften Geschwülste*, T. I, p. 325.

savoir que dans le Musée pathologique de Berlin on conserve un scrotum farci de petites tumeurs adhéromateuses qui subirent la transformation crétacée.

Nous eûmes, l'année dernière, l'occasion de traiter à notre clinique un cas très-remarquable de cette affection. En voici l'observation :

Jean L..., cordonnier, âgé de 48 ans, père de sept enfants, vint, dans l'année 1863, à notre consultation, pour une douleur à l'épaule.

Interrogé s'il n'avait pas un écoulement de l'urèthre, il nous montra ses parties génitales.

L'apparence de son scrotum nous frappa ; il présentait, en effet, dans toute son étendue une quantité de petites élevures qui lui donnaient tout à fait l'apparence du jabot, ou premier estomac, d'un gallinacé. De ces petites tumeurs, les unes étaient sphériques, les autres ovoïdes, ayant le volume d'un pois, d'un grain de millet, ou moins encore. Il y en avait qui proéminaient un peu ; d'autres ne faisaient point de saillie ; mais toutes étaient immobiles et implantées dans l'épaisseur du derme. Pincées entre les doigts, elles offraient une dureté pierreuse.

Le malade nous dit qu'il s'était aperçu de l'existence de ces petites tumeurs dès l'âge de vingt ans, et qu'elles lui causaient du prurit fort désagréable.

Nous piquâmes la peau au niveau d'une de ces tumeurs pour en connaître le contenu, et, en la pressant entre les doigts, nous en fîmes sortir une matière crétacée très-blanche, partie tout à fait sèche, partie de la consistance du mortier. Nous pûmes, par là, juger qu'il s'agissait d'un cas, certainement peu commun, d'athéromes crétacés multipliés du scrotum.

Trois ans après, le 2 janvier 1866, le même individu se présente à la consultation, demandant qu'on lui donne un remède pour le débarrasser des démangeaisons, devenues actuellement insupportables, qu'il éprouvait.

Cette fois aussi, ayant piqué avec la pointe d'un bistouri l'une de ces petites tumeurs pour en montrer aux élèves le contenu, nous en fîmes sortir une concrétion solide, presque sphérique, très-blanche, formée de carbonate de chaux. On appliqua, sur la petite plaie, une mouche de taffetas, et on conseilla au malade d'employer, contre ces démangeaisons, de l'eau blanche.

Quatre jours après, nous apprenons que ce malade est au lit avec une forte fièvre, et son scrotum très-enflé.

Dans la crainte de quelque chose de grave, nous nous empressâmes de le faire transporter immédiatement à la clinique afin qu'il y fût mieux soigné.

A son arrivée, nous trouvons que son scrotum, surtout au côté gauche, est atteint d'un phlegmon très-grave avec menace de gangrène de la peau scrotale et de son tissu cellulaire.

Frappé du développement d'un état si sérieux, il nous parut fort singulier que le phlegmon n'eût pas pour point de départ la piqûre faite par nous quatre jours auparavant au côté droit du scrotum, et que cette piqûre, encore visible, se trouvât sur une partie de la peau scrotale, qui n'était encore point du tout enflammée. Nous sûmes, plus tard, que ce malade, tourmenté par ses démangeaisons, avait essayé de se débarrasser de quelques-unes des tumeurs plus saillantes, au moyen d'instruments grossiers.

Peu de jours après sa réception, la partie moyenne de la peau du scrotum était déjà convertie en une eschare, autour de laquelle se forma bientôt un sillon, séparant la partie gangrénée de tissus vivants.

Désirant conserver dans toute son intégrité cette eschare gangréneuse, qui contenait dans son épaisseur les concrétions calcaires de la partie de peau scrotale mortifiée, nous l'avons peinte tous les jours avec de la créosote pour la momifier sur place, ce qui nous permit de la détacher tout entière avec les ciseaux des parties sous-jacentes, et d'en faire une préparation pathologique sèche (A).

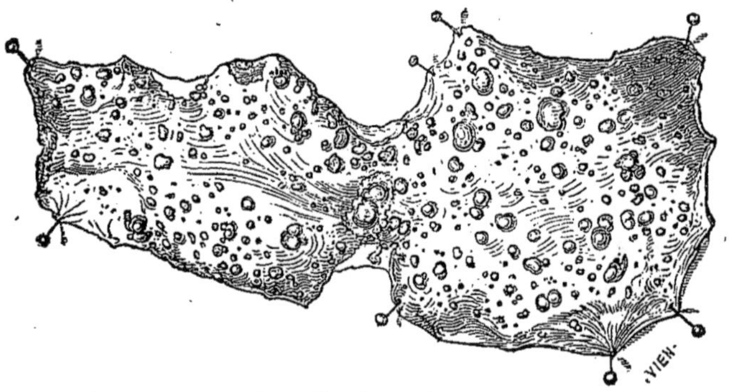

A. — Demi grandeur.

Comme il arrive d'ordinaire dans les cas de gangrène du scrotum, les testicules, d'abord à nu, se couvrirent bien vite de bourgeons charnus ; les parties latérales de la peau du scrotum vinrent, au fur et à mesure de la cicatrisation, se réunir vers la ligne médiane, de sorte que le malade guérit avec un scrotum ferme et non pendant, formé de portions de peau, qui contiennent encore une foule de concrétions pierreuses.

Mon honorable Collègue, M. Vlacovich, professeur d'anatomie, a bien voulu examiner, au microscope, la structure de ces tumeurs : il les a trouvées formées « d'un petit sac, de couleur blanche, sans ouverture, contenant du carbonate de chaux, mêlé à une substance organique amorphe et à de la graisse. Les parois du sac sont épaisses, et formées de tissu conjonctif, compact, *infiltré, dans ses couches concentriques, de petits grains calcaires :* la surface interne était lisse, sans épithélium. »

De ce que, des petites concrétions calcaires se trouvaient dans le *stroma même* des parois du sac, on peut en induire que ces tumeurs n'ont pas leur origine primitive dans le contenu même des glandes sébacées.

FIBROME MOLLUSCUM

FIBROME MOLLUSCUM

OBSERVATION DE FIBROME MOLLUSCUM

Jeanne L..., paysanne du district d'Anguillara, âgée de 45 ans, brune, de taille moyenne, avec complexion robuste, fut reçue à ma clinique le 25 juin 1864, pour une affection, excitant une curiosité générale.

En effet, à l'examen, on trouva son corps couvert d'une myriade de tumeurs de toutes grosseurs, répondant à la description que les auteurs donnent du molluscum, ou fibrôme molluscum de Virchow (1), qui, dans ses *Leçons sur les tumeurs*, a représenté une femme ayant la plus grande analogie avec celle qui était sous nos yeux.

Interrogée, cette femme dit n'avoir jamais été malade, sauf

---

(1) *Loc. cit.*, p. 239.

il y a cinq années, alors que, soumise à des influences palu-
déennes, elle eut, pendant trente jours, des accès de fièvre intermittente quotidienne qui cédèrent au sulfate de quinine.

C'est après, qu'elle remarqua, sur les parties latérales du cou,
l'apparition d'une vingtaine de petites tumeurs, du volume d'une
tête d'épingle, indolentes, mobiles sous la peau, restée normale.

Cette éruption ne tarda pas à gagner la partie médiane du cou,
puis à s'étendre au thorax, à l'abdomen, au dos, enfin aux
membres supérieurs et inférieurs.

Au bout de deux mois, le corps était envahi dans sa totalité,
et, depuis, il n'est presque plus apparu de nouvelles tumeurs ;
mais les anciennes ont alors progressivement augmenté de
volume.

A la région mentonnière, les tumeurs sont rares, si petites
(sauf deux ou trois), qu'il faut être très-près pour les voir.

Au cou et aux fosses sus-claviculaires elles vont en augmentant de volume et en se rapprochant, variant, de la grosseur
d'un grain de millet à une petite noisette.

La poitrine et le ventre, ainsi que le dos, en présentent une
grande quantité, très-rapprochées et très-variables de volume.

Aux régions lombaires, au niveau des crêtes iliaques-posté-
rieures, il existe deux de ces tumeurs qui méritent une mention
spéciale.

Celle de droite a le volume d'une pomme, est pendante, un
peu déprimée, à base large, la peau est normale ; pressée, elle
donne la sensation d'une fausse fluctuation.

Celle de gauche, se fait remarquer par sa grandeur considérable. Elle est manifestement applatie d'arrière en avant, ayant

la forme d'une grande bourse, régulière, d'une contenance de
deux litres au moins, avec une base large, puis un léger rétré-
cissement et la partie inférieure plus grosse, ovalaire à sa ter-
minaison. Elle offre, par la pression, de la résistance ; prise en
masse, on a la sensation, d'une fausse fluctuation.

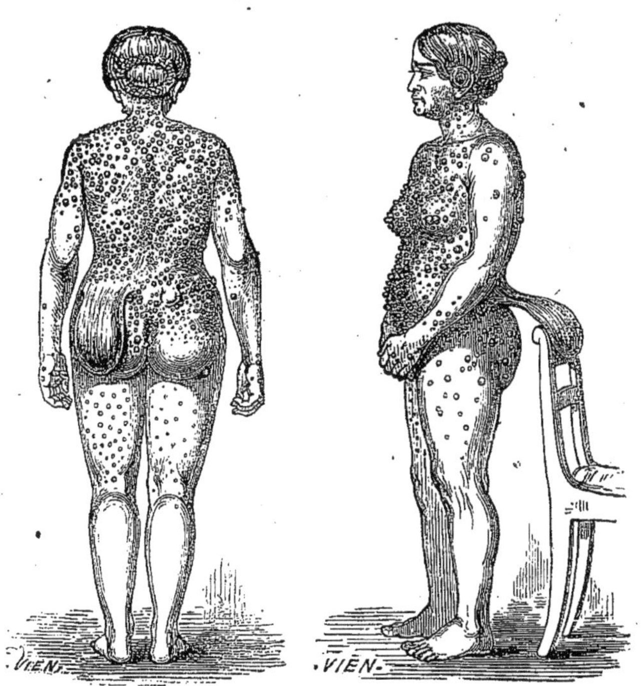

Aux membres supérieurs et inférieurs, le nombre des tumeurs est peu considérable, on en voit sur la main, aux épaules,
à la partie postérieure des cuisses, plus qu'en avant, mais pas
du tout sur les jambes ni les pieds.

Variables de grosseurs, toutes ces tumeurs le sont aussi de forme, quelques-unes ont une large base, d'autres sont un peu pédiculées, elles sont tout à fait indolores, même par une forte pression, qui ne les modifie en rien. Quoique quelques-unes présentent un petit point noir, comme un folicule sébacé, on ne peut rien en faire sortir.

L'état général de la malade était parfait. Nous n'avons pas cru devoir agir, dans ce cas, même sur la grande tumeur, vu le peu de gêne qu'elle occasionnait ; nous nous bornâmes à garder quelques jours cette malade sans la traiter, en faisant seulement prendre la photographie de ce cas pathologique fort peu commun.

RÉSECTIONS DU CARPE

RÉSECTIONS DU CARPE

M. Verneuil a eu l'obligeance de présenter en mon nom à la Société de chirurgie, le 12 février 1868, les cinq observations sommaires suivantes, de résection du poignet, avec des photographies qui en montrent les résultats :

RÉSECTIONS DE L'ARTICULATION RADIO-CARFIENNE

JUIN 1862 — FEMME DE 36 ANS
CARIE DE TOUS LES OS DU CARPE ET DES EXTRÉMITÉS ARTICULAIRES DU RADIUS ET CUBITUS (MAIN GAUCHE)

Résection des extrémités articulaires du radius et du cubitus, avec extirpation *de tous les os* du carpe. Grand lambeau dorsal comprenant les téguments et les tendons des extenseurs.

Cette femme a guéri et vit encore. Sa main a besoin d'être *soutenue* par une attelle palmaire. Les tendons extenseurs ayant été compris dans le lambeau dorsal, les mouvements des doigts sont en grande partie abolis : sa main, cependant, ne lui est pas sans quelque utilité.

Cette opérée se sert d'un appareil semblable à celui qu'on trouve dessiné dans l'ouvrage de M. Heyfelder « sur les résections, » pour les cas où, après l'opération, le carpe n'est pas ferme et la main reste pendante.

22 MAI 1863 — HOMME DE 60 ANS

CARIE DE L'ARTICULATION RADIO-CARPIENNE DROITE

Résection de l'extrémié articulaire inférieure du radius et du cubitus avec extirpation de la *première rangée des os du carpe*. — Incision *médiane dorsale* très-longue. Tous les tendons des extenseurs, excepté celui du radial et du cubital, ont été épargnés. Les bords de la plaie cutanée longitudinale ont été rapprochés par des bandelettes d'emplâtres agglutinatifs.

Les bords de la plaie s'étant écartés, les tendons des extenseurs restèrent à découvert et se mortifièrent. La plaie se remplit de bourgeons charnus, et au bout de quarante jours, était presque cicatrisée. A cette époque, le malade voulut quitter la clinique. Le poignet présentait déjà assez de fermeté. On n'a plus vu le malade.

23 JUIN 1863 — GARÇON DE 16 ANS

CARIE DE L'ARTICULATION RADIO-CARPIENNE

Résection de l'extrémité inférieure du radius et du cubitus ; excision *de la première rangée des os du carpe*. Longue incision médiane. Tendons des extenseurs des doigts soigneusement épargnés ; plaie réunie exactement par des points de suture.

Guérison très-heureuse. L'articulation du corps est ferme ; les mouvements des doigts sont assez étendus, surtout dans la deuxième et troisième articulation des phalanges. L'opéré peut se *boutonner* et se servir de sa main. Le dessin a été pris *un an après l'opération*.

21 JUILLET 1863 — PAYSANNE DE 29 ANS

CARIE DE L'ARTICULATION RADIO-CARPIENNE GAUCHE

Résection de l'extrémité inférieure du radius et du cubitus ; excision *de la première rangée des os du carpe*. Longue incision médiane. Tendons des extenseurs des doigts soigneusement épargnés ; plaie réunie exactement par des points de suture.

Résultat excessivement heureux: Guérison complète, avec le poignet ferme et susceptible de quelques mouvements de flexion. Mouvements libres dans la seconde et troisième articulation des doigts. L'opérée travaille aux champs avec la pioche. Elle peut coudre et se boutonner. Le dessin a été pris un an après l'opération.

20 JUIN 1864 — PAYSANNE DE 23 ANS

CARIE DE L'ARTICULATION RADIO-CARPIENNE

Longue incision d'un sinus existant au côté ulnaire de l'articulation. Résection de l'extrémité articulaire du radius et du cubitus; excision de la première rangée des os du carpe.

Résultat excessivement heureux. Poignet ferme, susceptible de quelques mouvements de flexion. L'opérée peut coudre, se boutonner, et employer sa main très-utilement. La photographie a été prise le 23 novembre 1867, trois ans et demi après l'opération.

(1752) — Paris. — Typ. A.-E. ROCHETTE, boul. Montparnasse, 72-80.

PARIS

IMPRIMERIE A.-E. ROCHETTE & CIE

72-80, Boulevard Montparnasse, 72-80

www.ingramcontent.com/pod-product-compliance
Ingram Content Group UK Ltd.
Pitfield, Milton Keynes, MK11 3LW, UK
UKHW021729090726
13657UKWH00002B/601